Emons/Beuth/Rösing

Brustkrebs
Überlebenshilfe
für *junge* Frauen

Die Autoren

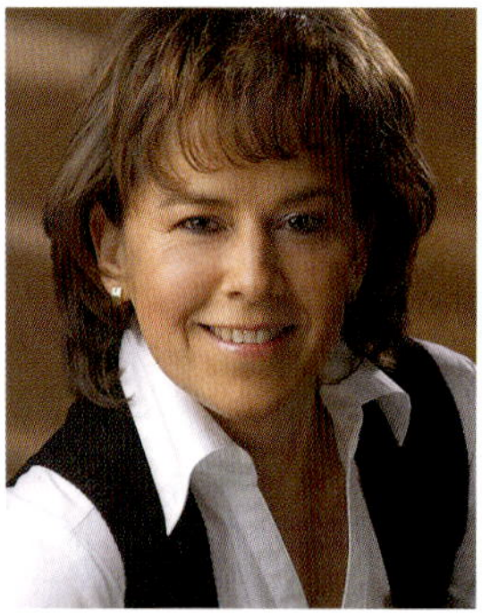

Dagmar Emons wurde 1967 in Bergisch Gladbach geboren und absolvierte nach Abitur und einjähriger höherer Handelsschule von 1988 bis 1990 eine Ausbildung zur Versicherungskauffrau. 1995 schloss sie eine Weiterbildung zur Versicherungsfachwirtin ab. Sie ist verheiratet und lebt in Köln. Dagmar Emons arbeitet als Sachbearbeiterin bei einer privaten Krankenversicherung. In ihrer Freizeit tanzt sie gern und besucht kulturelle Veranstaltungen. Im Urlaub macht sie häufig Städtekurztrips.

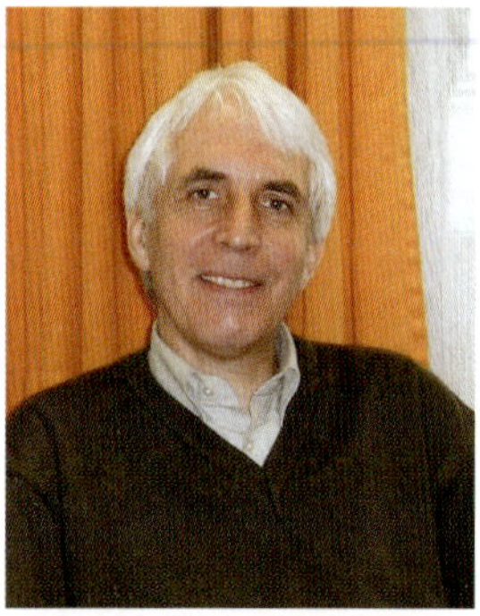

Prof. Dr. med. Josef Beuth studierte Sport an der Deutschen Sporthochschule Köln sowie Englisch und Medizin an der Universität zu Köln. Forschungsstipendien der Deutschen Forschungsgemeinschaft (DFG) und der Deutschen Krebshilfe ermöglichten Forschungen auf den Gebieten der Immunologie, Onkologie und Infektiologie. Facharzt- und Zusatzausbildung z. B. in Naturheilkunde; Promotion 1984, Habilitation 1991 und Ernennung zum Professor 1995. Seit 1999 leitet er das Institut zur wissenschaftlichen Evaluation naturheilkundlicher Verfahren an der Universität zu Köln.

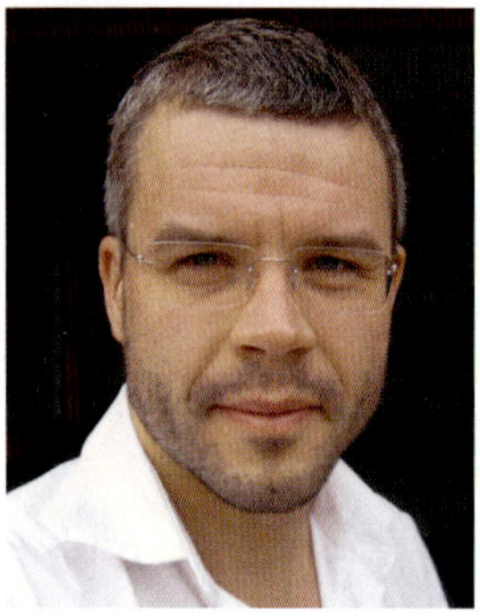

Dr. med. Benjamin Rösing studierte Humanmedizin in Kiel und Aachen und absolvierte 1996 sein Staatsexamen; seit 2002 ist er Facharzt für Frauenheilkunde und seit 2003 zusätzlich gynäkologischer Endokrinologe und Reproduktionsmediziner. Dr. med. Benjamin Rösing arbeitet als Oberarzt im Zentrum für Geburtshilfe und Frauenheilkunde der Universität Bonn in der Abteilung für gynäkologische Endokrinologie und Reproduktionsmedizin.

Dagmar Emons
Prof. Dr. med. Josef Beuth
Dr. med. Benjamin Rösing

Brustkrebs
Überlebenshilfe für *junge* Frauen

- Erlebnisbericht: Eine Betroffene und zwei Experten beraten

Special: Kinderwunsch – was nun?

TRIAS

Inhalt

1 Verdacht

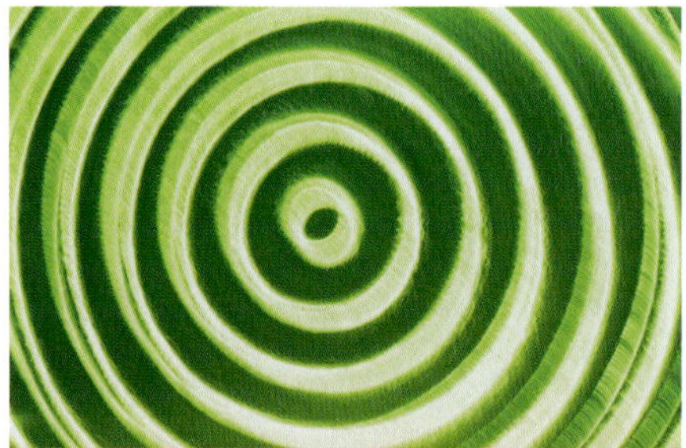

2 Diagnose

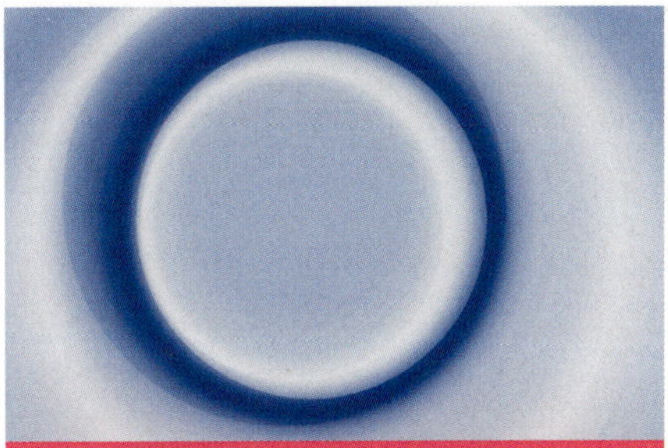

3 Therapie

Inhalt

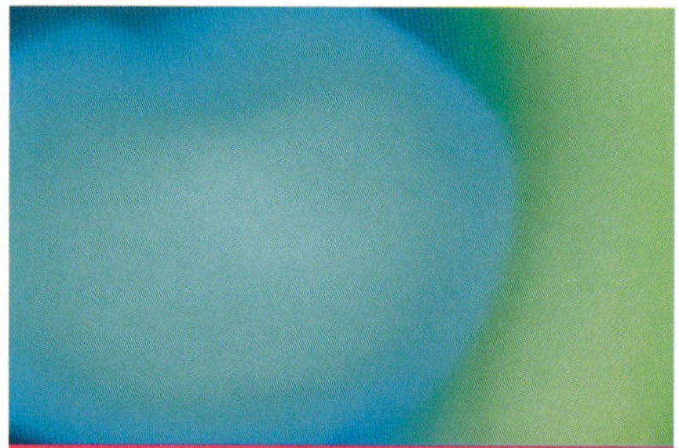

4 Nachsorge

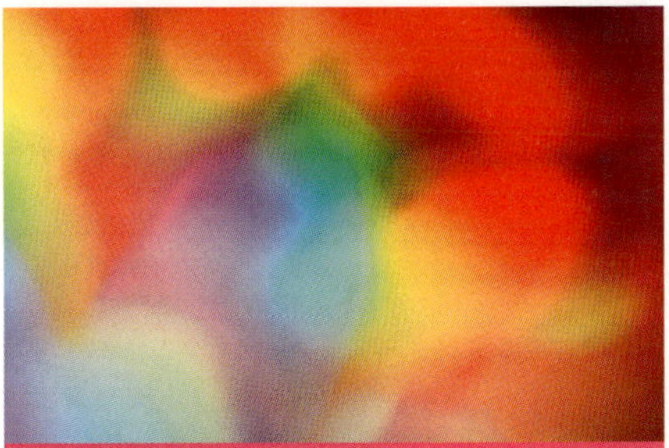

5 Kinderwunsch

Liebe Leserin, lieber Leser

Dies ist ein eher ungewöhnliches Buch, denn es vereint den Erfahrungsbericht einer jungen Brustkrebspatientin mit den medizinischen Informationen und Erklärungen zweier Fachärzte. Dagmar Emons war gerade 37 Jahre alt geworden, als sie die Diagnose Brustkrebs erhielt. Sie berichtet, was ab diesem Zeitpunkt mit ihr passierte, vom anfänglichen Schock über den Diagnosemarathon bis zur Operation mit nachfolgender Chemo- und Strahlentherapie. Prof. Dr. Josef Beuth, Experte für Onkologie und Naturheilkunde, und Dr. Benjamin Rösing, Frauenarzt und Reproduktionsmediziner, haben den jeweils folgenden Medizinteil geschrieben. Diese medizinischen Abschnitte versorgen Sie mit kompaktem Wissen, das Sie benötigen, wenn Sie Brustkrebs haben.

Dabei richtet sich dieser Ratgeber vor allem an junge Frauen:

- Welche Ursachen könnten dafür verantwortlich sein, wenn man in jungen Jahren an Brustkrebs erkrankt?
- Welche Stärken und Schwächen haben die unterschiedlichen diagnostischen Verfahren? Welche Besonderheiten ergeben sich beispielsweise durch das dichtere Brustgewebe junger Frauen?
- Welche Behandlungsmethoden stehen zur Verfügung? Wie wirken Chemo-, Strahlen- und Hormontherapie? Welche Überlegungen sind hier für junge Frauen wichtig? Mit welchen Nebenwirkungen muss man rechnen? Wie kann ich diese abmildern oder kosmetisch kaschieren, damit ich mich möglichst wohlfühle?
- Was müssen junge Frauen beachten, die (eventuell) noch Kinder bekommen möchten? Wie kann die Fruchtbarkeit bei den notwendigen Therapien geschützt werden? Was muss ich wissen, wenn ich vor, während oder kurz nach der Therapie schwanger werde? Welche Möglichkeiten der Kinderwunschbehandlung gibt es?

Dies sind nur einige der Fragen, um die es in diesem Buch geht. Checklisten und Tipps unterstützen Sie dabei, Ihren individuellen Therapieweg mitzubestimmen und geben Ihnen Anhaltspunkte, um die Qualität gewählter Praxen und Kliniken zu beurteilen.

Vorwort

Dagmar Emons

Als bei mir die Diagnose Brustkrebs gestellt wurde, wollten mein Mann und ich eigentlich gerade unsere »Familienplanung« angehen – ein gemeinsames Kind zu haben, war unser größter Wunsch. Nach den Höhen und Tiefen meiner Krebsbehandlung habe ich noch lange mit der Angst leben müssen, unfruchtbar geworden zu sein. Ich habe durch eigene leidvolle Erfahrung gelernt, wie wichtig es ist, sich selbst schlau zu machen, statt darauf zu vertrauen, von den Ärzten ausreichend informiert zu werden. Das fängt bei den verschiedenen Diagnosemöglichkeiten an und geht über die Behandlungsoptionen bis hin zur Nachsorge und den Kontrolluntersuchungen. Insbesondere bei »Kinderwunsch und Krebs« scheint es sich noch um ein echtes Tabuthema zu handeln. Es war sehr mühsam, hierüber überhaupt etwas zu erfahren und ich habe Stunden um Stunden im Internet und beim Studieren von Fachbüchern verbracht.

Eher durch Zufall erfuhr ich von Prof. Dr. Josef Beuth, der naturheilkundliche Verfahren wissenschaftlich bewertet und auch Krebspatienten berät. Er wurde zu meinem »Seelentröster« und Berater, der meine Fragen, Ängste und Sorgen ernst nahm und mich ermutigte, meine Erfahrungen zu veröffentlichen. Da er selbst schon zahlreiche Ratgeber geschrieben hat, entstand die Idee zu einem gemeinsamen Buch. Der Dritte im Bunde wurde Dr. Benjamin Rösing, bei dem ich in reproduktionsmedizinischer Behandlung war und bin.

Es tat mir zwar gut, meine Erlebnisse niederzuschreiben, aber in erster Linie hoffe ich, dass meine Beschreibungen anderen Frauen helfen, die in einer ähnlichen Lage sind, wie ich es war. Auch heute bin ich noch wütend darüber, nicht richtig aufgeklärt worden zu sein und mögliche Schutzmaßnahmen nicht erhalten zu haben. Es ist daher für mich zu einer Herzensangelegenheit geworden, mich dafür einzusetzen, dass die Bedürfnisse und der mögliche Kinderwunsch von Brustkrebspatientinnen berücksichtigt und in die Therapieplanung aufgenommen werden.

Josef Beuth und Benjamin Rösing

Wir sind erstaunt und bestürzt darüber, dass Ärzte ihre jungen Brustkrebspatientinnen in der Regel nicht angemessen oder zum Teil sogar falsch zum Thema Kinderwunsch und Krebs aufklären. Denn leider sind die Erfahrungen von

Frau Emons kein Einzelfall. Krebspatientinnen fragen in den letzten Jahren verstärkt danach, ob der nie aufgegebene Kinderwunsch noch realisierbar sei – trotz der Krebserkrankung bzw. nach überstandener Krebstherapie. Dass diese berechtigten Fragen und Ängste beim behandelnden Arzt nicht beantwortet bzw. ernst genommen werden, führt bei den Patientinnen zunächst zu Verärgerung und später oft zu starkem emotionalen und psychischen Missbehagen bis hin zu dem Gefühl, »keine vollwertige Frau« mehr zu sein.

Diese ernsthaften und die Gesundheit bedrohenden Auswirkungen wären vermeidbar gewesen durch eine patientengerechte (= verständliche) Aufklärung. Denn die Krebsstandardtherapien können die Fruchtbarkeit vermindern bis hin zur Unfruchtbarkeit, aber es gibt auch Möglichkeiten, dieses Risiko einzuschränken: Es gibt erfolgversprechende Konzepte, um einen Kinderwunsch trotz Krebserkrankung und notwendiger Krebstherapien zu realisieren. Aber Aufklärung tut not.

Dazu wollten wir einen kleinen Beitrag leisten. Wichtig war uns dabei, am konkreten Fall die »Höhen und Tiefen« der Krebserkrankung, deren Diagnostik, Therapie und Nach- bzw. Vorsorge aufzuzeigen, nicht nur für Erkrankte, sondern für alle Frauen. Wenn dieses Buch darüber hinaus eine Anregung ist, die eigenen Belange konkret in die Therapieplanung einzubringen, hat es sein Ziel erreicht.

Dagmar Emons, Köln
Josef Beuth, Köln
Benjamin Rösing, Bonn
Juni 2008

1 Verdacht

Angst vor Brustkrebs

Ein Verdacht, das Tasten eines Knotens in der Brust macht Angst. Brustkrebs? Wissen hilft. Welche persönlichen Risiken haben Sie? Sind Sie erblich vorbelastet? Welche Warnsignale gibt es?

Wie alles begann

Anfang Mai 2004 spürte ich plötzlich ein merkwürdiges Ziehen in beiden Brüsten. Zudem waren sie so empfindlich, dass jeder Druck, zum Beispiel beim Schlafen, schmerzhaft war. Diese Beschwerden hatte ich vorher noch nie. Ich tastete sie genauer ab als ich es sonst getan hatte und spürte eine Verhärtung in der rechten Brust, die mich aber noch nicht weiter beunruhigte. Ich ging davon aus, dass sie wohl hormonell bedingt wäre, weil ich kurz vor meiner Periode stand. Nach meiner Periode waren das Ziehen und die Druckempfindlichkeit verschwunden, zu meinem Entsetzen war die Verhärtung aber geblieben.

Ich lebe zwischen Angst und Verdrängung

Zwei Wochen lebe ich zwischen Angst und Verdrängung. Immer und immer wieder kreise ich mit den Fingerkuppen über die »verdächtige« Stelle und zum Vergleich auch über die andere Brustseite. Ich versuche zu ertasten, was sich verändert hat. Oder ist die Verhärtung schon immer da gewesen? Liegt es vielleicht nur daran, dass ich dieser Stelle bisher noch nie solche Aufmerksamkeit geschenkt habe? Ich bin dermaßen gelähmt, dass ich nicht in der Lage bin, mich jemandem anzuvertrauen und über meine Ängste zu sprechen. Vielleicht ist es aber auch einfach nur die Hoffnung, dass etwas Unausgesprochenes nicht zur bitteren Wahrheit wird. Auch wenn ich versuche, meine schlimmste Befürchtung »Krebs« zu verdrängen, schleichen sich doch immer wieder Fragen ein wie »Muss ich jetzt sterben?«, »Werde ich Schmerzen erleiden?« oder »Wird mein Mann mir beistehen?«

In meinem Kopf herrscht völliges Chaos: Bilde ich mir das bloß ein oder ist da wirklich ein Knoten in meiner Brust?

Es kostet mich enorm viel Kraft, vor den anderen eine Maske aufzusetzen und so zu tun, als wäre alles in Ordnung. Heute denke ich, dass es mir sicherlich leichter gefallen wäre, mit dieser Krisensituation umzugehen, wenn ich mit einer vertrauten Person über meine Ängste geredet und diese unendlich große Last nicht alleine getragen hätte.

Der Verdacht, Brustkrebs zu haben, überschattet alles. Die quälenden Gedanken lassen mich nicht mehr los. Aber nein, das darf und kann nicht sein. Ich bin doch noch viel zu jung! Und ich habe doch auch gar keine Risikofaktoren. Keiner in meiner Familie hatte Krebs.

Körperlich spüre ich nichts, keine Schmerzen, keine Beschwerden. Aber das beruhigt mich nicht. Ich weiß, dass sich Krebs »lautlos« entwickelt. Obwohl ich Angst davor habe, muss ich mich untersuchen lassen. Ich muss jetzt wissen, was mit mir los ist. Und vor allem darf ich keine weitere Zeit verlieren. Denn dies war mir bekannt: Brustkrebs ist heilbar, wenn er früh genug diagnostiziert und therapiert wird.

Verdacht

Einführung

Brustkrebs ist in Deutschland die häufigste Krebserkrankung bei Frauen. Jährlich erkranken 3000–5000 junge Frauen unter 40 Jahren an Brustkrebs. Insgesamt sind es 50000–60000 Neuerkrankungen pro Jahr. Das ergab der Bericht der Gesellschaft des epidemiologischen Krebsregisters in Deutschland (GEKID) und des Robert-Koch-Instituts (RKI) aus dem Jahre 2006.

Betrachtet man die Entwicklung der Neuerkrankungsrate im Verlauf der letzten zehn Jahre, dann kann eine Steigerung der Brustkrebshäufigkeit festgestellt werden, insbesondere bei jungen geschlechtsreifen Frauen.

Bei regelmäßig stattfindenden internationalen Fachkonferenzen (in St. Gallen und San Antonio) werden Empfehlungen für die Diagnostik und Behandlung von Brustkrebs in Abhängigkeit von Risikofaktoren erarbeitet. Auch im Jahr 2007 war das Alter von neuerkrankten Frauen ein wichtiges Kriterium für die Risikoeinschätzung. Demzufolge spielen Risikofaktoren bei Brustkrebsneuerkrankungen bei jungen Frauen vor Vollendung des 35. Lebensjahres eine besondere Rolle. Gründe für das gesteigerte Risiko von Brustkrebserkrankungen vor den Wechseljahren sind insbesondere der altersentsprechende Hormonhaushalt, der hauptsächlich über die Eierstocksfunktion gesteuert wird, sowie die Regenerations- bzw. Wachstumsfähigkeit von Körpergewebe bzw. Zellen in dieser Lebensphase.

Welche Risikofaktoren gibt es?

Die genaue Ursache für die Entstehung von Brustkrebs, insbesondere bei jungen Frauen, ist bislang nicht bekannt. Bei ca. 5–10 von 100 erkrankten Frauen spielen erbliche Faktoren (Brustkrebsgene, siehe S. 19) eine Rolle. Andere Risikofaktoren umfassen unter anderem

- ein frühes Einsetzen der Regelblutung, Kinderlosigkeit, Mastopathie (also eine gutartige Veränderung der Brust, siehe S. 26) sowie
- vermeidbare Ursachen wie Bewegungsmangel, Ernährungsgewohnheiten (zu viel Alkohol und tierische

Fette), die mit Übergewicht einhergehen, Rauchen sowie
- nicht vermeidbare Ursachen wie Geschlecht, Alter, hormonelle- sowie Umweltfaktoren.

Wichtig

Mehr als die Hälfte aller Brustkrebserkrankungen treten spontan, das heißt ohne Risikofaktoren auf.

Risikofaktoren für Brustkrebs (modifiziert nach Staubner u. Weyerstahl 2005).

Risikofaktor	Steigerung des relativen Risikos* um den Faktor
erbliche Faktoren, u. a. nachgewiesene Brustkrebsgene; familiäre Häufung von Brust- oder Eierstockkrebs	10–20
Brustkrebs der anderen Brust	2–10
Alter über 30 Jahre bei Erstschwangerschaft	3
erhöhtes Körpergewicht/Fettsucht	2–3
Bewegungsmangel	2–3
Alkoholkonsum	2–3
Kinderlosigkeit	1,5–2,3
Mastopathie	2
früher Beginn der Regelblutung, spätes Einsetzen der Wechseljahre	1–2
Einnahme hormoneller Verhütungsmittel	Dies sind weitere Risikofaktoren. Das relative Risiko kann jedoch zahlenmäßig nicht benannt werden.
Hormonersatztherapie	
Rauchen	
hoher Fleischkonsum	
Nachtarbeit	
Umwelt-/Lebensmittelbelastung	

* Das »relative Risiko« ist das Verhältnis eines Ereignisses (= Brustkrebs) bei Angehörigen einer definierten Gruppe, die ein bestimmtes Merkmal aufweisen (z. B. Bewegungsmangel, Mastopathie, Hormonersatztherapie) geteilt durch die Ereignishäufigkeit bei Nicht-Merkmalsträger einer vergleichbaren Gruppe.

Verdacht

Wie kann man das Brustkrebsrisiko einschätzen?

Anhand der Tabelle auf S. 17 können Sie Ihr Risiko einschätzen. Je mehr der genannten Faktoren auf Sie zutreffen, desto stärker steigt das relative Risiko. Einige Risikofaktoren können Sie nicht beeinflussen, andere sehr wohl, zum Beispiel mit dem Rauchen aufhören, sich gesünder ernähren und ausreichend bewegen.

Bewegungsmangel beispielsweise steigert das relative Risiko, an Brustkrebs zu erkranken, um den Faktor 2–3, das heißt, das Risiko, an Brustkrebs zu erkranken, ist bei Frauen, die sich nicht ausreichend bewegen, 2–3-mal so hoch wie bei Frauen, die regelmäßig Sport treiben.

Das sind jedoch nur Wahrscheinlichkeitsberechnungen. Ihr persönliches Schicksal können Sie damit nicht vorhersagen. Es ist möglich, dass Sie trotz vieler Risikofaktoren nicht an Brustkrebs erkranken. Und es ist ebenfalls möglich, dass keiner der Risikofaktoren auf Sie zutrifft und Sie dennoch erkranken. Dies ist bei mehr als 50% der Fälle so, auch bei jungen Frauen vor dem 40. Lebensjahr.

Was weiß man über die Ursachen?

Hinsichtlich der Ursachen für die Entstehung von Brustkrebs gibt es bekannte Risikofaktoren (siehe oben), aber auch viele Hypothesen, die bislang alle nicht belegt sind, u.a.:

- Versagen/Schwäche des körpereigenen Abwehrsystems (Immunschwäche),
- individuelle psychologische Merkmale (Krebspersönlichkeit),
- Stress,
- Infektionskrankheiten (Parasiten, Viren, Bakterien).

In der Regel ist eine Brustkrebserkrankung nicht auf genaue Ursachen zurückzuführen, das heißt, sie ist spontan entstanden. Schuldzuweisungen wären also völlig fehl am Platze.

Die verständliche Suche nach Ursachen kann leicht zu Selbstvorwürfen und Schuldgefühlen führen. Dies ist aber nicht zu begründen und meist auch nicht hilfreich. Versuchen Sie, Ihre Aufmerksamkeit und Kraft auf die Heilung zu richten.

Familiärer Brustkrebs

Es gibt Familien (»Brustkrebsfamilien«), in denen erbliche Genveränderungen vorkommen, die mit einem hohen Erkrankungsrisiko für Brustkrebs einhergehen, ohne dass allerdings alle Familienmitglieder erkranken müssen! Typisch für familiäre Brustkrebsformen ist unter anderem,

- dass der Krebs in jungen Jahren (vor dem 40. Lebensjahr) auftritt;
- dass die Erkrankung bei mehreren Familienmitgliedern auftritt;
- dass öfter beide Brüste betroffen sind und
- dass ein direkter Zusammenhang mit Veränderungen (Mutationen) in den Genen BRCA-1 und BRCA-2 besteht.

Normalerweise erfüllen diese Gene wichtige Funktionen in der Zelle, deren Mutation ist allerdings der erste Schritt in Richtung bösartiger Veränderung. Und dies geht mit einem deutlich erhöhten Risiko für Brustkrebs einher. Ob Ihre Gene verändert sind, können Sie im Labor untersuchen lassen.

CHECKLISTE

Wann ist ein Gentest sinnvoll?

Falls es in Ihrer Familie Hinweise auf ein gehäuftes Auftreten von Brustkrebs gibt, sollten Sie sich in einem spezialisierten Zentrum »Familiärer Brustkrebs« beraten lassen. (Adressen erhalten Sie von der Deutschen Krebshilfe, Bonn, siehe Service.) Wenn einer der folgenden Faktoren auf Sie zutrifft, könnte dies auf eine eventuelle familiäre Häufung von Brustkrebs hindeuten.

- ☐ Mindestens zwei Frauen in der Familie haben oder hatten Brustkrebs und/oder Eierstockkrebs, eine davon vor dem 50. Lebensjahr.
- ☐ Eine Frau in der Familie hat oder hatte Brustkrebs (einseitig) vor dem 30. Lebensjahr.
- ☐ Eine Frau in der Familie hat oder hatte Brustkrebs (beidseitig) vor dem 40. Lebensjahr.
- ☐ Eine Frau in der Familie erkrankte vor dem 40. Lebensjahr an Eierstockkrebs.
- ☐ Eine Frau in der Familie erkrankte an Brust- und Eierstockkrebs.
- ☐ Ein männlicher Verwandter hat oder hatte Brustkrebs.

Wenn Sie ein oder mehrere Kästchen angekreuzt haben, ist es sinnvoll, einen Gentest durchführen zu lassen.

Verdacht

Warnsignale

Ihr eigenes Körpergefühl ist meist viel sensibler und aufschlussreicher als Fremduntersuchungen. Deshalb werden die Mehrzahl Brustkrebs verdächtiger Veränderungen von den Frauen selbst bemerkt und nicht durch routinemäßige ärztliche Untersuchungen.

Wenn Sie eine oder mehrere der folgenden Veränderungen an Ihrer Brust bemerken, sollten Sie den Verdacht bei Ihrem Frauenarzt oder in einem zertifizierten Brustzentrum abklären lassen:

- Schmerzen in der Brust, unabhängig vom prämenstruellen Spannungsschmerz;
- Verhärtungen/Knoten in der Brust, die nach Ende der Regelblutung anhalten oder tastbare Lymphknoten in der Achselhöhle;
- Verformung oder Vergrößerung einer Brust;
- Veränderungen an der Brust, z.B. Rötung, Entzündung, Delle, »Orangenhaut«;
- Veränderungen der Brustwarze an einer Brust, z.B. Entzündung, Verfärbung, Verformung;
- Flüssigkeitsaustritt (blutig, milchig) aus der Brustwarze.

Bitte bedenken Sie, dass Ihr sensibles Körpergefühl viel aussagekräftiger als jede Fremddiagnostik ist! Lassen Sie nicht locker, wenn Sie einen Verdacht haben!

Holen Sie im Zweifel lieber eine zweite Meinung ein, auch und gerade wenn Ihr betreuender Fach- oder Hausarzt den Verdacht nicht erkennt oder bestätigt, am besten in einem zertifizierten Brustzentrum. Diese Art der Eigenverantwortung kann lebensrettend sein!

Früherkennung

Wird Brustkrebs früh erkannt und therapiert, dann verbessern sich die Heilungschancen. In Anbetracht dieser Kenntnis gibt es in Deutschland ein gesetzliches Früherkennungsprogramm, das alle Krankenkassen kostenlos anbieten. Zur Früherkennung von Brustkrebs können Frauen in Abhängigkeit vom Alter verschiedene Untersuchungsmöglichkeiten nutzen.

Frauen ab dem Alter von 30 Jahren haben im Rahmen des gesetzlichen Früherkennungsprogramms einmal im Jahr Anspruch auf eine ärztliche Untersuchung (am besten durch einen Frauenarzt). Dabei sollte auf Veränderungen der Haut sowie Größe und Form der Brüste geachtet werden und die Brüste sorgfältig abgetastet werden. Bei Bedarf (Verdacht auf Brustkrebs) erfolgen weitere Untersuchungen, u.a. Ultraschall, Mammographie, Biopsie.

Während der Geschlechtsreife (ab dem 15. Lebensjahr bis zum Erreichen der Wechseljahre) sollten Frauen nach Anleitung durch den Frauenarzt einmal im Monat ihre Brüste selbst untersuchen (im Kasten finden Sie dazu eine Kurzbeschreibung).

Für Frauen mit gesicherter oder wahrscheinlicher erblicher Belastung gibt es Empfehlungen bezüglich eines früher beginnenden, engmaschigen Früherkennungsprogramms (ab dem 25. Lebensjahr), bestehend aus: körperlicher Untersuchung, Ultraschall, Mammographie sowie bei Bedarf Kernspintomographie. Auskunft erteilt u.a. die Deutsche Krebshilfe (siehe Service).

Tipp

Selbstuntersuchung: So geht's

Tasten Sie monatlich – am besten jeweils eine Woche nach Beginn der Regel – Ihre Brüste ab. Gehen Sie systematisch vor und spüren, wie sich die Brust direkt unter der Haut und in der Tiefe anfühlt (dazu müssen Sie mit den Fingern etwas mehr Druck ausüben). Tasten Sie auch den Rand und die Achselhöhlen ab. Bei jungen Frauen fühlt sich das Gewebe aufgrund des ausgeprägten Drüsengewebes oft sehr knotig an. Wenn Sie die Selbstuntersuchung regelmäßig durchführen, bekommen Sie ein gutes Gefühl dafür, wie sich die Brust normalerweise anfühlt und können so mögliche Veränderungen besser ertasten. Schauen Sie Ihre Brüste auch im Spiegel an: Gibt es einseitige Veränderungen in der Form oder Größe, Einziehungen, Vorwölbungen oder Hautveränderungen? Wandern sie mit nach oben, wenn Sie die Arme über den Kopf heben oder verzieht sich eine Brust dabei? Wenn Sie irgendeine Veränderung bemerken, die Sie beunruhigt, sollten Sie möglichst bald Ihren Frauenarzt aufsuchen.

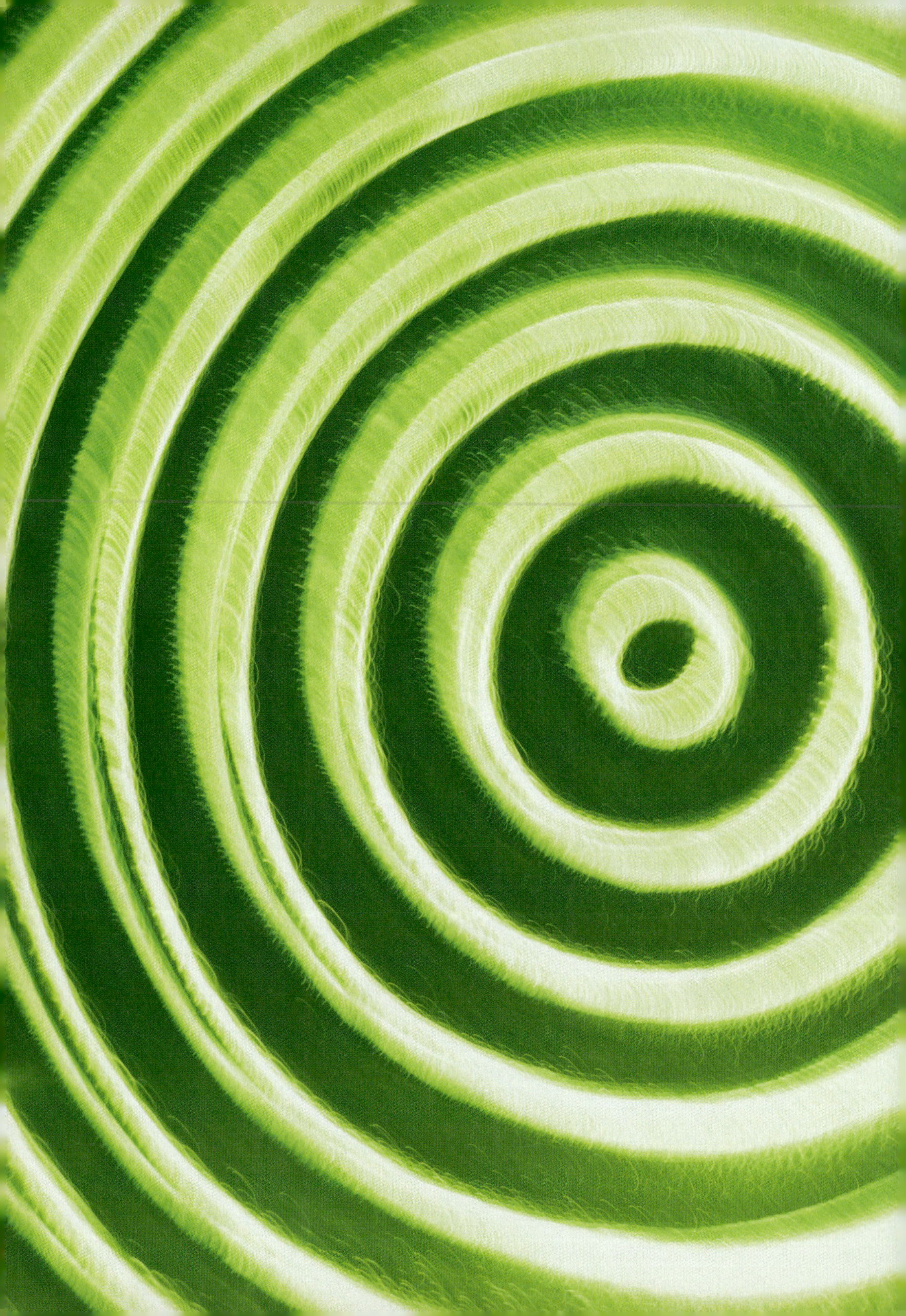

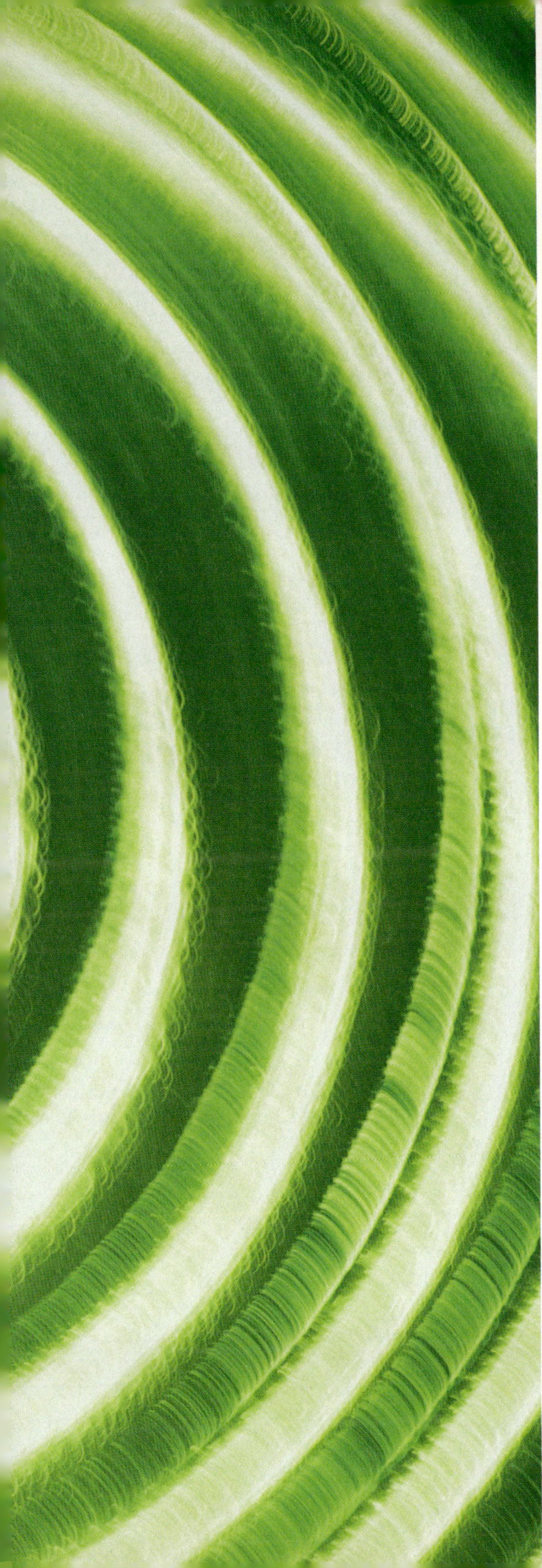

2 Diagnose

Wenn der Verdacht zur Gewissheit wird

Wenn Sie eine Veränderung an Ihrer Brust bemerken, gehen Sie gleich zu Ihrem Frauenarzt! Die meisten Veränderungen sind harmlos und kein Krebs. Aber Sie können erst wieder aufatmen, wenn Sie wissen, was los ist. Wie also funktionieren die Untersuchungsmethoden? Welche Vor- und Nachteile haben Sie?

Diagnose

Bei meiner Frauenärztin

Ich bin dann dienstags, am 1. Juni, also knapp einen Monat nach meinem Anfangsverdacht, in die Praxis meiner Frauenärztin gefahren, um einen Termin zu vereinbaren. Als die Arzthelferin erfuhr, worum es ging, konnte ich zum Glück gleich dableiben. Meine Frauenärztin hat meine Brust abgetastet und eine Ultraschalluntersuchung gemacht. Sie bestätigte mir, dass es tatsächlich eine Gewebeveränderung in meiner rechten Brust gibt.

Sie beruhigte mich und meinte, dass ich mir keine Sorgen machen soll, da die meisten festgestellten Tumore gutartig seien. Ich weiß nicht, ob es die Wahrheit war oder ob sie damals mehr vermutete, es mir aber nicht gesagt hat. Ich habe sie später nie danach gefragt. Zur weiteren Abklärung sollte eine Mammographie gemacht werden. Sie hat sich dann selbst telefonisch mit dem Röntgeninstitut in Verbindung gesetzt, sodass ich bereits eine Woche später am Montag, dem 7. Juni, einen Termin hatte. Die ausgestellte Überweisung lautete auf »Mastopathie« (siehe S. 26). Als ich die Praxis verließ, waren meine Ängste nicht geringer geworden. Ich war nur erleichtert, den ersten Schritt zur Klärung getan zu haben.

Eine weitere Woche voller Ungewissheit

Da mein Mann mitten in der Prüfung zum Betriebswirt steckte und ich ihn nicht noch mehr belasten wollte, habe ich ihm von meinen Sorgen und dem Befund nichts erzählt. Die Entscheidung dazu ist mir sehr schwer gefallen, denn natürlich habe ich mich in dieser Situation nach seinem Trost und seiner Nähe gesehnt. Außerdem machte ich mir Sorgen, ob er dies später einmal als einen Vertrauensbruch ansehen würde. Ich habe mich auch weiterhin niemandem sonst anvertraut. Ich hatte immer noch die Hoffnung, dass sich alles als harmlos herausstellt und positiv ausgeht. Also bin ich weiter zur Arbeit gegangen und habe so getan, als wenn nichts wäre. Ich hatte mich sehr gut im Griff, denn niemand hat irgendetwas gemerkt. Heute kann ich gar nicht mehr sagen, wie ich es geschafft habe, sonntags, also einen Tag vor dem Termin beim Radiologen, meinen 37. Geburtstag zu feiern, ohne dass einer meiner Gäste »Verdacht« geschöpft hat.

Abtasten und Ultraschall

Wenn Sie eine Veränderung in Ihrer Brust bemerken und Ihren Frauenarzt aufsuchen, wird dieser die Brust zunächst abtasten, um mögliche Veränderungen zu erkennen.

Viele »Knoten in der Brust« werden in Selbstuntersuchung ertastet.

Die meisten Brustveränderungen sind harmlos

Etwa Dreiviertel aller verdächtigen Befunde stellen sich als gutartig heraus. Bei diesen gutartigen Veränderungen der Brust handelt es sich z. B. um

- Fibrome – gutartige Tumore des Bindegewebes,
- Fibroadenome (Fibrome mit zusätzlichem Anteil von Drüsengewebe),
- Lipome (Wucherungen des Fettgewebes) oder
- Zysten, also flüssigkeitsgefüllte Hohlräume.

Diese gutartigen Veränderungen können durch ihr Wachstum das Drüsengewebe verdrängen und Schmerzen verursachen. Sie gehen aber in der Regel nicht in Brustkrebs über und bilden keine Tochtergeschwülste in anderen Organen.

Alle Veränderungen sollten immer fachkompetent abgeklärt werden (körperliche Untersuchung/Tastbefund, Ultraschall, Mammographie, Punktion/Biopsie). Sie bedürfen oft keiner Behandlung. Gutartige Tumore, die Symptome verursachen (Schmerzen, Entzündungen), sollten behandelt werden (durch Punktion, Operation oder medikamentös).

Fibroadenome

Fibroadenome sind die häufigsten gutartigen Tumore der weiblichen Brust. Meist sind junge Frauen zwischen 20 und 30 Jahren davon betroffen. Fibroadenome bestehen im Wesentlichen aus Bindegewebe und werden durch Östrogen im Wachstum begünstigt. Sie wachsen zwar, aber sie entarten extrem selten.

Diagnose

Wichtig

Nach Diagnosestellung (u.a. durch Tastuntersuchung, Sonographie) sollte die Diagnose »Fibroadenom« unbedingt durch eine Gewebeprobe (Stanzbiopsie) gesichert werden!

Zysten

Zysten in der Brust sind gutartige, flüssigkeitsgefüllte Hohlräume, die meist im geschlechtsreifen Alter im Drüsengewebe entstehen, wenn ein Ausführungsgang verschlossen ist. Durch ihr Wachstum können sie das umgebende Gewebe verdrängen, Schmerzen verursachen und sind ab einer bestimmten Größe tastbar. Die Diagnose kann durch Ultraschall gesichert werden. Größere Zysten kann der Arzt punktieren, um die Flüssigkeit zu entfernten. Zysten können auch operativ entfernt werden.

Mastopathie

Als Mastopathie bezeichnet man eine nicht bösartige Umbildung des Drüsengewebes, von der etwa die Hälfte aller Frauen im Laufe ihres Lebens betroffen ist. Besonders häufig trifft es Frauen zwischen dem 30. und 50. Lebensjahr.

Grundlage für die Entstehung einer Mastopathie ist wahrscheinlich eine hormonelle Fehlsteuerung (Verschiebung des Östrogen-Progesteron-Gleichgewichts in Richtung Östrogenüberschuss), deren Auslöser oft unbekannt ist. Die Symptome der Mastopathie umfassen vor allem

- zyklusabhängige Verhärtung/Knotenbildung des Drüsengewebes,
- Spannungsgefühl und
- Schmerzen überwiegend in der zweiten Zyklushälfte.
- Die Symptome klingen meist mit dem Einsetzen der Regelblutung ab.

Flüssigkeitsabsonderungen aus der Brustwarze können hinzukommen und deuten auf ein Papillom (gutartige Wucherung) hin.

Wichtig

Die meisten Frauen entwickeln trotz Mastopathie keinen Brustkrebs!

Die Symptome einer Mastopathie hängen insbesondere von deren Ausprägung und Histologie ab, die durch eine feingewebliche Untersuchung (nach der Entnahme einer kleinen Gewebeprobe) gesichert werden kann.

Die Therapie einer Mastopathie richtet sich in erster Linie nach den Symptomen und sollte immer fachkompetent durchgeführt werden.

Mastopathie: Einteilung und Beurteilung

Mastopathie-Grad	Beschreibung	Beurteilung
Grad I	fibrös-zystische Form, ohne verstärktes Zellwachstum (= nicht proliferative Mastopathie)	Die Mastopathie Grad I stellt keine Krebsvorstufe dar.
Grad II	zusätzlich verstärktes Wachstum einzelner Zellen, ohne Atypien (= proliferative Mastopathie ohne Atypien)	Mastopathien der Grade II und III gehen zwar mit einem geringen Entartungsrisiko einher, sind aber ebenfalls keine echten Krebsvorstufen.
Grad III	verstärktes Zellwachstum mit atypischen Zellen (= atypische Hyperplasie)	

Ultraschalluntersuchung

Die Sonographie (Ultraschalluntersuchung) ist eine wichtige Ergänzung der Mammographie in der bildgebenden Diagnostik von Brusterkrankungen. So können im Ultraschall gutartige Veränderungen wie Zysten und Fibroadenome verlässlich diagnostiziert werden. Bei »dichter Brust«, d.h. insbesondere bei jungen Frauen mit dichtem Drüsengewebe, kann der Ultraschall der Mammographie überlegen sein, insbesondere bei der Diagnose eines sogenannten lobulären Karzinoms (lobulär bedeutet: in den Drüsenläppchen der Brustdrüse). Die Ultraschalluntersuchung ist darüber hinaus ein bildgebendes Verfahren, das auch bei schwangeren Frauen oder während der Stillzeit angewandt werden kann.

Bei jungen Frauen ist die Ultraschalluntersuchung der Brust meist aussagekräftiger als die Mammographie.

Bei der Sonographie handelt es sich um ein sogenanntes Schnittbildverfahren, dessen Bild während der Untersuchung auf dem Monitor sichtbar ist. Moderne Ultraschallgeräte ermöglichen u.a. eine Gefäßdarstellung sowie eine Darstellung von Veränderungen im dreidimensionalen Bild. Dennoch kann die Sonographie die Mammographie nicht ersetzen, da Mikroverkalkungen – also kleine Kalkablagerungen – nur selten erkennbar sind. Allerdings kann die Sonographie dazu beitragen, fragliche Befunde der Mammographie zu deuten. Dementsprechend sollten bei auffälligen Befunden beide Diagnostikverfahren angewendet werden.

Diagnose

Tipp

Worauf Sie bei einer Sonographie achten sollten

Bei der Ultraschalluntersuchung sind keine Risiken der Anwendung bekannt (wie beispielsweise bei der Mammographie durch die Röntgenstrahlen). Allerdings hängt die Verlässlichkeit des Ergebnisses entscheidend von der Qualität des Untersuchers und des Untersuchungsgerätes ab. Fragen Sie nach, ob das Gerät über einen hochauflösenden Schallkopf verfügt, dessen Leistung mindestens 7,5 Megahertz beträgt. Es ist auch sinnvoll, z.B. bei Ihrer Krankenkasse oder dem regionalen Brustzentrum nach einem erfahrenen Arzt zu fragen, der diese Untersuchung häufig durchführt und mit der nötigen Genauigkeit arbeitet – das Gewebe beider Brüste sorgfältig zu untersuchen, kann bis zu einer halben Stunde dauern.

Ein hochgradig verdächtiger Befund

Am Montag, dem 7. Juni, war es dann endlich so weit: 8.00 Uhr Termin beim Radiologen. Er führte zunächst ein Gespräch mit mir, bei dem er z. B. wissen wollte, wann und wie ich den Knoten entdeckt hätte, ob ich Kinder hätte und ob bereits Krebserkrankungen in meiner Familie vorgekommen wären. Er machte eine Tastuntersuchung und es folgte die Mammographie.

Nachdem er sich die Mammographiebilder angesehen hatte, merkte ich schon an seinem Verhalten, dass etwas nicht stimmte. Er erkannte auf den Bildern gruppierten Mikrokalk (siehe S. 32), den er für sehr verdächtig hielt. Nach der sich anschließenden Sonographie sagte ich ihm, dass ich immer die Wahrheit wissen will und er daher offen und ehrlich mit mir reden soll.

Bösartig!

Er sagte mir, dass er aufgrund der Untersuchungsergebnisse den Befund für eindeutig bösartig hält und auch der Verdacht auf Tochtergeschwülste in den Achsellymphknoten besteht, aber auf jeden Fall brusterhaltend operiert werden kann. Einen gutartigen Tumor konnte er zwar nicht ausschließen, hielt es jedoch für sehr unwahrscheinlich. Er empfahl mir, vor der Operation eine Stanzbiopsie (siehe S. 42) zur Diagnosesicherung machen zu lassen.

Was fühlt man in einem solchen Moment? Ich habe gar nichts gefühlt. Und dies, obwohl ich mir sehr wohl darüber im Klaren war, was für einen Verdacht der Radiologe geäußert hatte. Ich habe mit ihm natürlich auch besprochen, in welches Krankenhaus und zu welchem Arzt ich gehen soll. Er empfahl mir einen bestimmten Arzt in einem zertifizierten Brustzentrum. Wir verabschiedeten uns. Für die kommenden Monate wünschte er mir viel Glück und Kraft.

Diagnose

Der Radiologe ist mir in sehr angenehmer Erinnerung geblieben. Das Gespräch und die Untersuchungen fanden nicht unter Zeitdruck statt und er war sehr bemüht, mir offen, aber doch schonend, die Diagnose mitzuteilen. Mich macht es sehr betroffen, wenn ich von Frauen höre, wie sie teilweise »zwischen Tür und Angel« und völlig unsensibel ihre Diagnose von Ärzten mitgeteilt bekommen haben. Bei der Diagnosestellung werden schließlich die Weichen für die weitere psychische Entwicklung gestellt.

Jetzt habe ich es schwarz auf weiß: intraduktales Karzinom im Mammarandbereich.

Völlig emotionslos und mich nur auf den Verkehr konzentrierend fuhr ich nach Hause. Doch in dem Moment, als ich mein Auto einparkte und den Motor abstellte, fing ich an zu begreifen. Der Gedanke, dass es wahrscheinlich Krebs war, traf mich wie ein Faustschlag. Mein Kreislauf sackte ab und um mich herum drehte sich alles. Zum Glück wohnten meine Eltern in der Nähe, denn ich brauchte jetzt dringend vertraute Personen, die mich auffangen konnten. Nur stockend, weil meine Stimme versagte, konnte ich ihnen von den Geschehnissen erzählen. Auch wenn sie von der Nachricht überrollt und völlig schockiert waren, so waren sie doch in der Lage, mir die Nähe und Wärme, die ich jetzt dringend brauchte, zu geben. Ich beruhigte mich etwas. Um etwas Ablenkung zu finden, bin ich mit meinen Eltern in die Stadt gefahren und habe einige Besorgungen (z. B. Einkauf von Schlafanzügen) für den bevorstehenden Krankenhausaufenthalt erledigt. Als ich nach Hause kam, war mein Mann zum Glück noch mit seinen Prüfungsvorbereitungen beschäftigt, sodass er mich kaum wahrnahm und sich nicht darüber wunderte, dass ich mich schon früh am Abend ins Bett legte. Schlafen konnte ich natürlich nicht. Ständig habe ich auf die Uhr geschaut. Aber die Stunden vergingen nur schleppend und kamen mir wie eine kleine Ewigkeit vor.

Am nächsten Morgen habe ich den an meine Frauenärztin gerichteten Befundbericht sowie die Originalaufnahmen, wie mit dem Radiologen besprochen, selbst im Röntgeninstitut abgeholt. Noch im Treppenhaus des Instituts habe ich den Bericht gelesen. Das Kuvert war natürlich, wie so häufig, verschlossen. Ich verstehe nicht, warum es so viele Ärzte gibt, die die Kuverts verschließen. Ich habe schließlich als Patient das Recht, den Inhalt des Berichts zu erfahren.

Die Beurteilung lautete: mammographisch und sonographisch typisches intraduktales Karzinom im Mammarandbereich rechts mit sonographischem Verdacht auf axilläre Metastierung (BI-RADS 5 re. – also ein hochgradig verdächtiger Befund in der rechten Brust; siehe S. 33–34). Altersentsprechend unauffälliger mammographischer Befund links ohne Zweittumorverdacht (BI-RADS 1 li. – also die linke Brust ist unauffällig).

Obwohl in dem Bericht nichts anderes stand, als der Radiologe mir am Vortag bereits mitgeteilt hatte, war es doch ein Unterschied, den Befund nun schwarz auf weiß in Händen zu halten. Ich hatte keine Hoffnung mehr, dass sich doch noch herausstellen könnte, dass es ein gutartiger Tumor ist.

Ich spreche noch einmal mit meiner Frauenärztin

Ich bin dann mit meinen Eltern zur Praxis meiner Frauenärztin gefahren, um mir eine Überweisung ins Krankenhaus zu holen. Da meine Frauenärztin nicht in der Praxis war, hatte ich ein Gespräch mit ihrer Kollegin. Auch mit ihr habe ich nochmals die Frage der Krankenhaus- und Arztwahl besprochen. Die Empfehlung von ihr war, auf jeden Fall ein Brustzentrum zu wählen. Wohnortnah hatte ich die Wahl zwischen drei Zentren. Da mir neben Kompetenz auch Menschlichkeit des Arztes sehr wichtig war, fiel wieder der Name des Arztes, den mir bereits der Radiologe empfohlen hatte. Ich entschied mich für das Brustzentrum, in dem dieser Arzt tätig war. Dass dies von der Entfernung her das nächstgelegene Krankenhaus war, hat bei meiner Entscheidung keine Rolle gespielt.

Ich empfehle betroffenen Frauen, ein zertifiziertes Brustzentrum (siehe S. 37) zu wählen – auch wenn es näher gelegene Krankenhäuser gibt, denn nur hier kann man sicher sein, dass bei der Behandlung die notwendigen Qualitätsmaßstäbe erfüllt werden. Alle Behandlungsschritte werden in Expertenrunden für jede Patientin auf Tumorkonferenzen einzeln erörtert.

Untersuchungsverfahren

Eine Röntgenuntersuchung der Brust – die Mammographie – ist eine verlässliche Methode zur Abklärung von auffälligen Befunden. Sie wird meist gemeinsam mit einer Ultraschalluntersuchung, die wir schon auf S. 27 beschrieben haben, durchgeführt, wenn die Brust verdächtige Veränderungen aufweist.

Mammographie

Veränderungen in der Brust, z. B. kleine Kalkherde (Mikrokalk), die als Zeichen von Umbauvorgängen erste Zeichen einer Brustkrebserkrankung sein können, lassen sich mit einer Mammographie erkennen, lange bevor sie als Knoten oder Verhärtung tastbar sind. Dementsprechend wird die Mammographie zur Früherkennung sowie zur Abklärung von Veränderungen (Knoten, Verhärtungen) empfohlen. Die Mammographie zur Abklärung von Verdachtsbefunden und bei besonderen Risiken (z. B. gehäufte Brustkrebsfälle bei nahen Verwandten unter 50 Jahren) ist eine Kassenleistung. Auffällige Veränderungen sind u. a.:

- neu aufgetretene Knoten, Verhärtungen, Größenunterschiede der Brust,
- Hautveränderungen, Einziehungen der Haut einer Brust,
- neu aufgetretene andauernde Rötung, Überwärmung einer Brust,
- Absonderungen aus einer Brustwarze,
- Knoten in der Achselhöhle.

Mikrokalk als Hinweis für Karzinomvorstufen

Die Mammographie (Röntgenuntersuchung der Brust) zählt zu den wichtigsten Vorsorgeuntersuchungen, die insbesondere zur Früherkennung verkalkender Tumore (ca. 50% der Karzinomvorstufen fallen durch Mikroverkalkungen auf!) und ihrer Frühformen beiträgt.

»Mikrokalk« sind kleinste Kalkablagerungen, die im Mammogramm diagnostizierbar sind und deren Form und Anordnung (z. B. als »gruppierter Mikrokalk«) Auskunft über deren Entstehung und Krankheitswert (gutartig/bösartig) geben.

Worauf Sie bei einer Mammographie achten sollten

CHECKLISTE

Wenn bei Ihnen eine Mammographie erforderlich ist, sollten Sie vorab folgende Fragen klären:

- ☐ Ist das Röntgengerät jünger als fünf Jahre?
- ☐ Werden die europäischen Qualitätsregeln des Mammographie-Screenings eingehalten?
- ☐ Liegt ein Gütesiegel für Brustdiagnostik vor?
- ☐ Von einem »Experten für Brustdiagnostik« sollten mindestens 5000 Mammographien pro Jahr beurteilt werden! Verfügt Ihr Untersucher über diese Erfahrung und Routine?
- ☐ Ist eine Zweitbegutachtung des Röntgenbilds durch einen unabhängigen Experten vorgesehen?
- ☐ Ist die »qualitativ hochwertige konventionelle Mammographie« oder die »Vollfeld-digitale-Mammographie« garantiert?

Diese Fragen bieten Ihnen einen Qualitäts-Check der Mammographie-Untersuchung. Wenn der Arzt die Fragen verneint, bietet das Vorgehen in seiner Praxis oder Klinik nicht die optimale Qualität.

BI-RADS – Einteilung der Mammographie-Befunde

Die international anerkannte Einteilung der Mammographie-Befunde erfolgt nach dem sogenannten Breast Imaging Reporting and Data System (BI-RADS). Was die einzelnen Stufen bedeuten, ersehen Sie in der Tabelle oben auf der nächsten Seite.

Das ACR (American College of Radiology) beschreibt in seinem sogenannten »Breast Imaging Report and Data System« morphologische Veränderungen der Brust mit klarer Zuordnung zu einer statistischen Risikoeinschätzung. Die ACR-Diagnosekriterien des Brustdrüsengewebes (= Parenchym) ersehen Sie aus der Tabelle auf der folgenden Seite.

Wenn das Gewebe sehr dicht ist (ACR-Typ III oder IV), könnte ein Tumor bei der Mammographie übersehen werden. Daher sollte zusätzlich eine Ultraschalluntersuchung oder eine Kernspintomographie durchgeführt werden.

Diagnose

Die BI-RADS-Stufen

BI-RADS-Stufe	Was es bedeutet	Was folgt daraus?
1	Die Brust ist unauffällig.	Keine Maßnahmen nötig.
2	Es gibt einen auffälligen Befund, der sicher gutartig ist.	Keine Maßnahmen nötig.
3	Es gibt einen auffälligen Befund, der wahrscheinlich gutartig ist.	Sie sollten nach 3 oder 6 Monaten – das entscheidet der Arzt – zur Kontrolluntersuchung gehen.
4	Es gibt einen verdächtigen Befund.	Der Befund muss umgehend weiter abgeklärt werden.
5	Es gibt einen hochgradig verdächtigen Befund	Der Befund muss umgehend weiter abgeklärt werden, am besten durch eine Biopsie.

ACR-Einstufung des Brustgewebes

ACR-Typ	Beschreibung	diagnostische Sicherheit
Typ I	überwiegend lipomatös (Fettgewebe)	sehr hoch
Typ II	fibroglandulär (Binde-/Drüsengewebe)	hoch
Typ III	inhomogen dicht	beschränkt
Typ IV	extrem dicht	beschränkt

Computertomographie

Die Computertomographie (CT) ist ein spezielles Röntgenverfahren, das Querschnittsbilder (z.B. der Brust) liefert. CT-Aufnahmen sind bei bestimmten Indikationen aussagefähiger als Röntgenaufnahmen, da durch bessere Kontrastabstufungen die einzelnen Gewebearten (z.B. Knochen, Muskeln, Fett) besser zu unterscheiden sind. Durch Einsatz von Kontrastmitteln kann die Treffsicherheit der CT weiter gesteigert werden. Technisch unterscheiden sich CT und Röntgen insofern, als die Strahlenquelle bei der CT rund um den Körper kreist, der Röntgenstrahl nur aus einer Richtung erfolgt. Daher sind

CT-Bilder frei von Überlagerungen von Geweben. Mit Hilfe des Computers wird aus den Daten ein dreidimensionales Bild erzeugt, das beurteilt wird.

Positronenemissionstomographie

Die Positronenemissionstomographie (PET) ist eine hochempfindliche Untersuchungsmethode, mit der Gewebebereiche aufgespürt werden können, in denen die Zellen einen besonders hohen Stoffwechsel haben, wie es zum Beispiel bei Krebszellen der Fall ist. Dieses Verfahren erkennt also bösartige (schnell wachsende) Tumorzellen, aber eben auch andere Zellen mit aktivem Stoffwechsel. Demzufolge können auch Entzündungen, Narben oder Verschleißerscheinungen (z.B. Abnutzung von knöchernen Gelenkteilen) ein Signal erzeugen, ohne das diesem eine Krebserkrankung zugrunde liegt.

Vor der Untersuchung wird der Patientin eine radioaktiv markierte Zuckerlösung (Glukose) intravenös gespritzt. Mit dem Blutstrom verteilen sich die Zuckermoleküle im gesamten Körper und werden vor allem von Zellen mit einem aktiven Stoffwechsel aufgenommen, reichern sich also in diesen Bereichen an. Da die Zuckermoleküle radioaktiv markiert sind, lässt sich diese Anreicherung mit einem entsprechenden Detektor nachweisen. Das geschieht in einer PET-Röhre, in deren Ring sich die Detektoren befinden, während die Patientin auf einem beweglichen Tisch in die Röhre hineinfährt. Die PET liefert dreidimensionale Bilder des untersuchten Bereiches – das kann auch der gesamte Körper sein –, wobei die Anreicherung der radioaktiven Zuckermoleküle farblich dargestellt wird. Rot kann zum Beispiel eine hohe Anreicherung bedeuten und Blau keine Anreicherung; das heißt, in den roten Bereichen besteht Krebsverdacht. Mit der PET lassen sich Tumore ab einer Größe von 2 mm aufspüren.

Wichtig

PET-Signale sind unspezifisch und können auch von nicht entarteten, stoffwechselaktiven Zellen erfolgen. Deshalb ist die PET zur Erstdiagnostik nicht geeignet.

Wann ist eine PET sinnvoll?

Zur Stadienbestimmung (zur Abklärung der Ausbreitung des Krebsleidens, insbesondere von diagnostisch schwer zugänglichen Lymphknoten im Brustbeinbereich) kann die PET diagnostisch hilfreich sein.

- Sie ist ebenfalls zur Verlaufsbeobachtung von Krebserkrankungen geeignet.

Diagnose

- PET-Untersuchungen sind insbesondere wegen der fehlenden Spezifität zur Erstdiagnostik von Brustkrebs ungeeignet.

Die Kosten betragen ca. 1000–2000 Euro und werden in der Regel nicht von den gesetzlichen Krankenkassen erstattet, es sei denn, sie sind über den Tagessatz der Krankenkassen für die stationäre Behandlung abgedeckt.

Kombination von PET und CT

PET/CT ist eine Kombination aus zwei unterschiedlichen bildgebenden Verfahren. Mittels PET/CT ist es möglich, beide Untersuchungen gleichzeitig durchzuführen. Als Ergebnis erhält man ein Fusionsbild mit den Informationen beider Verfahren. Mittels PET/CT lassen sich Zellbereiche mit hoher Stoffwechselaktivität definitiv einem Organ bzw. einer Gewebeschicht zuordnen. Auf dieser Basis können Gewebeentnahmen bzw. Tumoroperationen präzise durchgeführt werden.

Kernspintomographie

Die Kernspintomographie (auch Magnetresonanztomographie, MRT, genannt) ist ein spezielles Diagnostikverfahren ohne Röntgenstrahlen, bei dem die Brust über Magnetfelder in Schichten untersucht wird. Es handelt sich um eine hochempfindliche Untersuchungsmethode, die durch Kontrastmittelgabe noch gesteigert bzw. erweitert werden kann. Da durch diese sehr empfindliche Diagnostikmethode zuweilen auch gutartige Veränderungen der Brust als verdächtig eingestuft werden, sollte sie nur bei definierten Fragestellungen (z. B. Diagnostik von weiteren Tumoren in der Brust, sogenannte multifokale Herde) und in Ergänzung zur Mammographie und Sonographie erfolgen.

Wichtig

Eine MRT der Brust sollte in der ersten Zyklushälfte durchgeführt werden. In der zweiten Zyklushälfte ist die Brust besser durchblutet, was zu falsch positiven Ergebnissen führen kann.

Gehen Sie in ein zertifiziertes Brustzentrum

Ein Brustzentrum ist in der Regel eine Abteilung eines Krankenhauses, in der Erkrankungen der weiblichen (zuweilen männlichen) Brust, insbesondere Brustkrebs, diagnostiziert und behandelt werden.

Der Begriff »Brustzentrum« ist nicht gesetzlich geschützt, das heißt, jede Klinik kann ihn verwenden, ohne dass er einen Aufschluss über die Qualität ermöglicht. Bitte hinterfragen Sie immer, ob und durch wen das Ihnen vorgeschlagene Brustzentrum zertifiziert wurde. Zuweilen werden Zusammenschlüsse mehrerer nicht zertifizierter Brustzentren mit wohlklingenden Namen versehen, ohne dass ein Qualitätssiegel vorliegt.

Wie erfolgt die Zertifizierung?

Die Ärztekammern der Landesverbände (z.B. ÄK-Nordrhein, ÄK-Westfalen-Lippe), die Deutsche Krebsgesellschaft (DKG) und die Deutsche Gesellschaft für Senologie verleihen das Qualitätssiegel »zertifiziertes Brustzentrum«, um sicherzustellen, dass Patientinnen mit Brustkrebs nach dem aktuellen Stand der Wissenschaft behandelt werden. Die Vergabe des Qualitätssiegels erfolgt, wenn definierte Voraussetzungen erfüllt werden u.a.:

- Mindestzahl von 150 Brustkrebsoperationen pro Jahr,
- fachübergreifende (= interdisziplinäre) Konferenzen zur Therapieplanung und -durchführung (Tumorkonferenzen),
- Vernetzung der notwendigen Versorgungsstrukturen (z.B. von Diagnostik, Therapie, Nachsorge).

Eine Vereinheitlichung der Anforderungen zur Zertifizierung eines Brustzentrums auf europäischer Ebene wurde durch die European Society of Mastology (EUSOMA) gefordert und im Jahr 2000 im European Jounal of Cancer veröffentlicht. Einige deutsche Brustzentren sind bereits von der EUSOMA zertifiziert und erfüllen höchste Qualitätsanforderungen.

Ihre Krankenkasse, die Deutsche Krebsgesellschaft oder die Deutsche Gesellschaft für Senologie (siehe Service) geben Ihnen Auskunft über die zertifizierten Brustzentren an Ihrem Wohnsitz bzw. in dessen Umgebung.

Fragen, die Sie stellen sollten

- Wer hat das Zentrum zertifiziert?
- Wie viele Brustkrebsoperationen werden pro Jahr im Zentrum durchgeführt?
- Werden schonende Lymphknotenoperationen (= zunächst Entfernung von Wächterlymphknoten) durchgeführt?
- Arbeiten die Ärzte bzw. Behandler im Team und fachübergreifend?
- Ist ein Experte für plastische Chirurgie im Team?
- Werden Befunde und Therapieansätze in einer Tumorkonferenz besprochen?
- Werden Diagnose, Therapie sowie Teilnahme an Behandlungsstudien mit Patientinnen besprochen?

Der Verdacht bestätigt sich

Von der Praxis meiner Frauenärztin aus bin ich direkt ins Brustzentrum gefahren, um schon einmal die erforderlichen Anmeldeformalitäten zu erledigen. Ich war sehr überrascht, als ich von der Sekretärin gebeten wurde, mich schon einmal vorstationär aufnehmen zu lassen, um mich bei der Ärztin der Brustsprechstunde zur weiteren Abklärung anmelden zu können.

Die Ärztin stellte mir einige Fragen und machte eine Tastuntersuchung. Nachdem sie sich meinen Befundbericht und die Mammographie- und Sonographiebilder angesehen hatte und in meiner Akte feststellte, dass ich stationär privat zusatzversichert bin, griff sie zum Hörer und telefonierte. Sie sagte mir, dass dies jetzt sicherlich ein »Überfall« wäre, aber sie soll mich schon einmal aufklären und vorbereiten. Der Professor käme in fünf Minuten, um eine Stanzung vorzunehmen. Der »Überfall« war das Beste, was mir passieren konnte, denn so hatte ich kaum noch Zeit, mir Gedanken darüber machen zu können, was da wohl auf mich zukommt.

Biopsie – mir wird Gewebe entnommen

Die Ärztin erklärt mir, dass mir nach einer örtlichen Betäubung unter Ultraschallsicht durch einen kleinen Hautschnitt eine Führungskanüle in die Brust eingeführt wird, in der dann mit einer Stanzpistole die eigentliche Stanznadel »abgeschossen« wird, um so einige Gewebezylinder aus dem Knoten zu entnehmen (siehe S. 42). Diese Vorstellung ist schon sehr beängstigend.

Ich sage der Ärztin, dass ich unabhängig vom Ergebnis der Biopsie auf jeden Fall will, dass der Tumor operativ entfernt wird. Ich hatte mich nämlich schon informiert, dass man auch bei einem gutartigen Stanzbefund nicht hundertprozentig sicher sein kann, dass die Veränderungen gutartig sind, weil manchmal am Knoten vorbeigestochen wird.

Ich finde es daher sehr wichtig, dass ein solcher Eingriff nur von einem erfahrenen Arzt, der über die notwendige Routine verfügt, durchgeführt wird. Dies gilt natürlich auch für die Auswertung der Mammographiebilder sowie der Durchführung einer Sonographie. Ein weiterer Grund, sich für ein zertifiziertes Brustzentrum zu entscheiden.

Die Stanzung erfolgt um 12.30 Uhr und dauert nur wenige Minuten. Ich habe kaum etwas davon gespürt.

Entgegen meiner Erwartung spüre ich von dem Eingriff kaum etwas. Nur der Einstich der Betäubungsspritze ist für einen kurzen Moment unangenehm, aber nicht wirklich schmerzhaft. Es ist ein seltsames Gefühl, über das Ultraschallbild beobachten zu können, wie die Führungskanüle in den Knoten eingeführt wird. Der Professor erklärt mir, dass theoretisch noch der Verdacht auf ein verkalktes Fibroadenom (siehe S. 25) bestehen würde und dass ich um 15.00 Uhr zu ihm zur Besprechung kommen soll, da ihm dann bereits das Ergebnis des Schnellschnitts vorliegt.

Was für ein Segen, dass ich auf mein Ergebnis nicht lange warten muss. Die 2½ Stunden des Wartens werden für mich schon zu einer kleinen Ewigkeit. Was muss es für eine psychische Belastung für Frauen sein, die mehrere Tage auf den Befund warten müssen? Hoffnung hatte ich keine mehr. Meine Intuition sagte mir, dass es Krebs ist.

Wäre ich keine Privatpatientin, wäre der Eingriff sicherlich nicht gleich vorgenommen worden und ich hätte Tage auf einen Termin und das Biopsieergebnis warten müssen.

Einer gesetzlich krankenversicherten Frau gegenüber ist es natürlich nicht fair, wenn privatversicherte Patienten vorgezogen werden. Ich habe den Eindruck, dass zwischen gesetzlich und privat versicherten Patienten heute leider häufig eine »Zweiklassengesellschaft« besteht.

Ich kann daher nur allen gesetzlich krankenversicherten Frauen ans Herz legen, frühzeitig, d.h. solange sie noch gesund sind, eine private stationäre Zusatzversicherung abzuschließen. Ich halte es für sehr wichtig, im Leben die richtigen »Prioritäten« zu setzen. Es ist ein Trugschluss zu glauben, nur weil man gesund ist oder sich gesund fühlt, dass eine lebensbedrohliche Erkrankung nur die anderen und nie einen selbst trifft.

Ich weihe meinen Mann ein

Nach dem Eingriff ruft mein Vater meinen Mann an, der vormittags noch Prüfungen hatte, um ihn ins Krankenhaus zu bitten. Ich will ihn jetzt endlich an meiner Seite haben. Als ich ihm endlich alles erzähle, reagiert er völlig aufgelöst und entsetzt. Jetzt muss ich ihn erstmal trösten und wieder aufrichten, obwohl ich doch eigentlich seine Unterstützung brauche.

Bei der Besprechung teilt der Professor meinem Mann und mir mit, dass sich seine Hoffnung nicht erfüllt hat und der Schnellschnitt ein eindeutig invasives duktales Karzinom ergeben hat. Im Gegensatz zu meinem Mann reagiere ich in diesem Moment völlig gefasst. Das passiert ganz automatisch, dass so eine Art rationales Krisenprogramm bei mir eingeschaltet wird. Meine Gefühle und Ängste sind dabei fest unter Verschluss. Ich spreche ganz sachlich mit dem Professor und er erklärt mir, dass eine brusterhaltende Operation durchgeführt wird, bei der kein Brustaufbau erforderlich ist (siehe auch S. 62).

Müssen die Lymphknoten auch raus?

Da er, im Gegensatz zu dem Radiologen, die Achsellymphknoten aufgrund der vorliegenden Untersuchungsergebnisse nicht für metastasenverdächtig hielt, sollte eine Sentinel-Node-Untersuchung gemacht werden. Das heißt, der sogenannte Wächterlymphknoten, der dem Brustkrebs am nächsten ist, soll während der Operation entnommen und speziell untersucht werden (siehe S. 57). Ist er nicht von Krebszellen befallen, müssten die anderen Lymphknoten nicht entfernt werden und so würde ich wahrscheinlich vor den negativen Nebenwirkungen verschont bleiben.

> Ich weiß nicht, wie der Professor den ersten Kontakt empfunden hat, aber bei mir stimmte die »Chemie«. Ich war mir sicher, dass ich ihm mein Leben anvertrauen konnte.

Ob eine Chemotherapie erforderlich sein würde, konnte er noch nicht sagen, da für diese Entscheidung sämtliche histologischen Befundergebnisse vorliegen müssen. Wir vereinbarten den OP-Termin für Dientag, den 15. Juni.

Das Gespräch habe ich als sehr feinfühlig empfunden. Der Professor hat sich ausreichend Zeit für mich genommen und meine Fragen in Ruhe beantwortet. Für mich stand schnell fest, dass ich mit ihm die richtige Wahl getroffen hatte. Ich hätte mich niemals von einem Arzt operieren lassen können, bei dem das notwendige Vertrauen gefehlt hätte.

Biopsie

Wurde durch eine Tastuntersuchung, Ultraschalluntersuchung oder Mammographie ein verdächtiger Befund erhoben, sollte unbedingt abgeklärt werden, ob die Gewebeveränderung gut- oder bösartig ist. Dazu muss der Arzt ein kleines Gewebestückchen entnehmen (Biopsie). Dafür eignen sich verschiedene Techniken, die wir Ihnen im Folgenden erläutern.

Feinnadelpunktion

Bei der Feinnadelpunktion entnimmt der Arzt mit einer Spezialspritze mit sehr dünner Kanüle einzelne Zellen aus dem verdächtigen Bereich. Die Punktion wird als »schmerzfrei« beschrieben und liefert ein Ergebnis am selben Tag. Bei erfahrenen Untersuchern beträgt die Entdeckungsmöglichkeit von bösartigen Veränderungen der Brust ca. 90%.

Wichtig

Bei einem negativen Feinnadelpunktionsergebnis kann ein Brustkrebs nicht mit Sicherheit ausgeschlossen werden. Nur positive Punktionsergebnisse sind sicher.

Stanzbiopsie

Bei einer Stanzbiopsie wird unter lokaler Betäubung und Ultraschallkontrolle (bzw. mittels anderer Kontrollverfahren, z.B. Mammographie) eine Stanznadel mit hoher Geschwindigkeit in den verdächtigen Bereich »geschossen«, um einen kleinen Gewebezylinder zu entnehmen. Dieses Vorgehen soll gewährleisten, dass das zu untersuchende Gewebe auch aus dem verdächtigen Bereich stammt. Der Gewebezylinder wird dann feingeweblich (histologisch) untersucht.

Bei Entnahme von mindestens 3–10 Proben aus Stanzbiopsien (unter Ultraschallkontrolle aus dem Tumor) ist die Diagnose so sicher wie durch operative Diagnostik, bei der ein »verdächtiger Herd« operativ entfernt und untersucht wird. Die Treffsicherheit beträgt ca. 98%, wenn ein erfahrener Untersucher Proben entnimmt (zehn Proben bei Kalk; drei Proben bei sichtbaren Veränderungen in Mammographie oder Ultraschall). Ein unauffälliges Ergebnis schließt einen Brustkrebs hinreichend sicher aus!

Stereotaktische Biopsieverfahren

Sonderformen der Stanzbiopsie sind sogenannte stereotaktische Biopsieverfahren. Haupteinsatzfeld sind verdächtige Mikrokalkherde in der Brust, die durch mindestens zwei Röntgenaufnahmen aus verschiedenen Richtungen bzw. CT- oder MRT-Aufnahmen lokalisiert und mittels computergestützter Biopsie entnommen werden.

Durch Feinnadelpunktionen oder Stanzbiopsien können unnötige diagnostische Operationen vermieden werden.

Welche Risiken birgt eine Biopsie?

Das immer wieder kontrovers diskutierte Risiko der Verschleppung von Tumorzellen durch Punktion bzw. Biopsie ist durch verlässliche wissenschaftliche Studien widerlegt. Auch die zuweilen geäußerten Ängste, dass »das Herankommen von Luft den Krebs zum Wachsen anregt« bzw. dass ein Krebs »durch die Punktion entstehen kann« sind aus wissenschaftlicher Sicht völlig unbegründet.

Mögliche Untersuchungsbefunde

Bei der Tumorklassifikation (siehe auch S. 59–60) unterscheidet man zunächst zwischen In-situ- und invasiven Tumorerkrankungen. In situ bedeutet am Ort, was heißen soll, dass der Tumor noch nicht auf Nachbargewebe übergegriffen hat, während ein invasiver Tumor in Nachbargewebe hineinwuchert.

In-situ-Karzinome

Beim duktalen Karzinom in situ (DCIS) handelt es sich um entartete Zellen in den Milchgängen der weiblichen Brust, die jedoch die Grenzen der Milchgänge noch nicht durchbrochen haben. Das DCIS ist ein Frühkarzinom und heilbar. Die Therapie hängt vom Ausmaß der Erkrankung ab; die Therapieempfehlungen reichen dann von lokaler Entfernung mit und ohne Strahlentherapie, und abhängig vom Hormonrezeptorstatus mit und ohne Hormontherapie, bis zur Brustentfernung.

Diagnose

Die lobuläre Neoplasie (LN, frühere Terminologie LCIS oder CLIS) gilt als »Indikatorläsion« – also als »Hinweis« – für das Risiko einer Entstehung von Brustkrebs. Das Risiko der Brustkrebsentstehung beträgt ein Prozent pro Jahr. Die Therapie besteht in einer lokalen Gewebeentfernung. Darüber hinausgehende Behandlungen wie Lymphknotenentfernung, Bestrahlung oder weiterführende Operationen sowie Probenentnahmen der anderen Brust sind nicht angezeigt.

Eine Chemotherapie ist bei beiden Erkrankungsformen der Brust nicht indiziert. Da eine Einschränkung der Fertilität nicht zu befürchten ist, müssen auch keine fertilitätsprotektiven Maßnahmen ergriffen werden.

Invasive Karzinome

Bei den invasiven Tumorerkrankungen der Brust ist neben den lokalen operativen Maßnahmen in Abhängigkeit von der Ausprägung und den biologischen Eigenschaften des Tumors eine systemische (den ganzen Körper betreffende) Chemotherapie notwendig. Diese hat einen erheblichen Einfluss auf die Eierstocksfunktion und Fruchtbarkeitsreserve (siehe S. 77, 92–98).

Tipp

Holen Sie sich im Zweifel eine zweite Meinung

Eine ärztliche Zweitmeinung ist die zusätzliche Begutachtung einer Diagnose oder eines Therapievorschlages durch einen unabhängigen Sachverständigen bzw. durch eine an der Betreuung der Patientin nicht beteiligte Stelle (z. B. Tumorzentrum; Brustzentrum; onkologische Fachpraxen bzw. Fachkrankenhäuser). Grundsätzlich hat jeder Patient das Recht auf eine Zweitmeinung. Sie kann wichtig sein für die Beurteilung der Chancen und Risiken eines operativen Eingriffes sowie für den individuellen Therapieweg.

Brustkrebs während der Schwangerschaft

Eine Brustkrebserkrankung, die in der Schwangerschaft oder innerhalb eines Jahres nach Ende einer Schwangerschaft auftritt, heißt schwangerschaftsassoziiertes Mammakarzinom. Etwa 3% der Mammakarzinome fallen in diese Gruppe. Bei einer von 3000 Schwangeren tritt ein Brustkrebs auf. Bei zunehmendem Schwangerschaftsalter ist mit einer Steigerung dieser Zahl zu rechnen. Die Prognose für den Erkrankungsverlauf ist in dieser Situation nicht anders als außerhalb der Schwangerschaft in einem vergleichbaren Krankheitsstadium. Die in der Schwangerschaft produzierten Hormone haben wahrscheinlich keinen Einfluss auf den Krankheitsverlauf. Allerdings wird das Mammakarzinom in der Schwangerschaft häufig erst später und also in fortgeschrittenem Stadium diagnostiziert.

Das größte Risiko stellt ein Verschleppen der Diagnose dar. Bei einer Schwangeren muss beim Verdacht auf eine bösartige Erkrankung im gleichen apparativen wie zeitlichen Umfang wie bei Nichtschwangeren die Diagnose gesichert oder ausgeschlossen werden!

Diagnostik

Die Diagnostik sollte genauso wie außerhalb der Schwangerschaft durchgeführt werden. Das gilt sowohl für bildgebende Verfahren sowie für die feingeweblichen Untersuchungsmethoden. Eine Mammographie hat bei entsprechender Abschirmung des Bauches der Schwangeren eine vernachlässigbar geringe Strahlenbelastung (0,5 Gy), was keinesfalls dazu führen sollte, diesen Untersuchungsschritt zu verzögern. In der Stillzeit sollte vor einer Stanzbiopsie wegen des erhöhten Blutungsrisikos erwogen werden abzustillen.

Therapie

Die Therapie des schwangerschaftsassoziierten Mammakarzinoms wird bis auf wenige Ausnahmen so durchgeführt wie bei nicht schwangeren Frauen. Die folgende Tabelle fasst wichtige Punkte, die man bei der Brustkrebstherapie während der Schwangerschaft beachten muss, zusammen.

Zusammenfassung

Für die Diagnostik und Therapie des Brustkrebs im zweiten und dritten Trimenon der Schwangerschaft gelten mit leichten Abwandlungen die gleichen Behandlungsprinzipien wie außerhalb der Schwangerschaft. Das größte Risiko für die Mutter stellt die Verzögerung von Diagnose und Therapie dar. Das Fehlbildungs- und Sterblichkeitsrisiko ist für die Kinder bei diesem Vorgehen nicht erhöht, eine engmaschige Überwachung der Schwangerschaft in einer pränataldiagnostischen Einrichtung ist obligat.

Diagnose

Brustkrebstherapie in der Schwangerschaft

Zeitpunkt	Verfahren		Bemerkung
1. bis 12. Schwangerschaftswoche (erstes Trimenon) Die Organbildung des Fetus findet in dieser Zeit statt.			Bei einem Erkrankungsbeginn in den ersten 12 Wochen (erstes Trimenon) muss ein Abbruch der Schwangerschaft erwogen werden. Das Risiko von Fehlbildungen durch eine Chemotherapie ist in dieser Phase der Schwangerschaft erhöht.
ab der 12. Schwangerschaftswoche (zweites und drittes Trimenon) Die Organbildung des Fetus ist abgeschlossen, jetzt reift der Organismus.	operative Therapie		Die operative Therapie erfolgt nach den Richtlinien für nicht schwangere Patientinnen.
	Chemotherapie	Methotrexat (MTX)	Methotrexathaltige Chemotherapiekombinationen sollten während einer Schwangerschaft nicht angewendet werden, weil das Risiko einer fetalen Entwicklungsstörung erhöht ist.
		Taxane	Taxanhaltige Chemotherapiekombinationen sollten während einer Schwangerschaft nicht angewendet werden, weil das Risiko einer fetalen Entwicklungsstörung erhöht ist.
		Anthrazykline	▪ Die anthrazyklinhaltigen Behandlungsschemata gehen nicht mit einer erhöhten Sterblichkeit oder Fehlbildungsrate der Feten einher. ▪ Es kann aber bei den Feten – zu Blutbildungsstörungen, – einem gesteigerten Infektionsrisiko und – zu Wachstumsstörungen kommen. ▪ Es kann zu vorzeitiger Wehentätigkeit und daraus folgender Frühgeburtlichkeit kommen. ▪ Außerdem wurden Funktionsstörungen des fetalen Herzens beschrieben.

Zeitpunkt	Verfahren		Bemerkung
		alle	▪ Wenn eine Chemotherapie nötig ist, sollte die Schwangerschaft in der 34. Schwangerschaftswoche beendet werden, um bei dann erreichter ausreichender Reife die weitere Exposition gegenüber der Chemotherapie zu vermeiden. ▪ Vom Stillen unter Chemotherapie wird abgeraten.
	Bestrahlung		Eine Bestrahlungstherapie ist während der Schwangerschaft kontraindiziert und sollte falls nötig auf die Zeit nach der Entbindung verlegt werden.

3 Therapie

Den Brustkrebs entfernen

Dieses Kapitel macht Sie mit den vier Krebsstandardtherapien vertraut (OP, Chemo-, Strahlen- und Hormontherapie). Wir stellen Ihnen die wichtigsten Schritte vor und beschreiben, wo die Risiken liegen – vor allem in Bezug auf Ihre Fruchtbarkeit. Sie erfahren auch, welche Schutzmöglichkeiten es gibt.

Quälendes Warten auf die Operation

Am nächsten Vormittag, Mittwoch 9. Juni, fuhr ich erneut ins Krankenhaus, da vorstationär die für die OP erforderlichen Voruntersuchungen erfolgten: Blutabnahme, Röntgen Thorax, EKG und ein weiteres Aufklärungsgespräch (siehe S. 57) mit der Stationsärztin.

Da ich früher einmal einen Hamster »Mäxchen« hatte, an dem ich sehr gehangen hatte, schenkte mir mein Mann abends als Talisman einen Hamster von Steiff. Wir nannten ihn »KH-Paulchen« (KH = Kampfhamster). Seit diesem Tag steht er auf dem Nachttisch an meinem Bett, um mich zu beschützen und begleitet mich zu jedem Arztbesuch und jeder Untersuchung. Bis heute hat er mir immer Glück gebracht und ich hoffe, dass dies auch in Zukunft der Fall sein wird.

Ich fühle mich ohnmächtig und hilflos

Für mich beginnt mit dem Warten auf den OP-Termin am 14. Juni die schlimmste Zeit, die ich bis dahin erlebt habe. Ständig frage ich mich, wie weit der Krebs schon fortgeschritten ist, ob die Lymphknoten bereits befallen sind und wie meine Brust nach der OP aussehen wird.

Ich will einfach nur allein sein und muss ständig heulen. Die Ungewissheit ist unerträglich.

Die Frage nach dem kosmetischen Ergebnis ist für jüngere Frauen vielleicht noch bedeutungsvoller als für ältere, denn viele Frauen werden sich die bange Frage stellen, ob sie für ihren Partner attraktiv genug bleiben. Wie wird der Partner mit der Situation fertig werden? Wird er vielleicht sogar ablehnend reagieren? Über diese Frage musste ich mir zum Glück keine Sorgen machen. Es hat mich sehr erleichtert, dass mein Mann sagte: »Es ist egal, wie du aussiehst, das Wichtigste ist, dass du gesund wirst.«

In dieser Zeit schirme ich mich von der Außenwelt völlig ab. Ich will und kann mit niemandem sprechen und versuche, selbst mit meinen Ängsten klarzukommen. Aber zum Glück kann ich endlich weinen und meinem Schmerz freien Lauf lassen, was mir wenigstens ein Stück Befreiung bringt. Ich zähle die Tage und Stunden bis zum 14. Juni, um endlich Gewissheit bekommen zu können.

Mein Mann informiert meine Freunde über meine Erkrankung, was ihm natürlich sehr schwerfällt. Ich will keine Anrufe und will auch nichts erklären müssen. Ich möchte, dass mich alle bis nach der OP in Ruhe lassen. Ich will in meinem Gefühlschaos aus Ohnmacht und Hilflosigkeit einfach nur allein sein. Denn ich bin nicht in der Lage, all das, was da auf mich hereinbricht, zu verarbeiten. Die Frage »Warum gerade ich?« kommt zum Glück bei mir nicht auf. Ich habe nicht den Eindruck, dass ich irgendetwas falsch gemacht hätte, was den Brustkrebs verursacht hat. Ich finde diese Frage auch nicht sinnvoll.

Das Warten auf die OP ist zermürbend

Es macht mich wütend, dass es Ärzte gibt, die der Auffassung sind, dass es sich bei Brustkrebs um keinen Notfall handelt, der sofort operiert werden muss. Es ist zwar kein medizinischer Notfall, aber die Wartezeit vor der Operation und die damit verbundene Ungewissheit empfinde ich als extrem belastend. Von anderen Frauen weiß ich, dass es ihnen genauso geht. Deshalb sollte die Entscheidung über den Zeitpunkt der OP nicht vom Arzt alleine getroffen werden; sondern die Patientin sollte ein Mitspracherecht haben und ihre individuellen Bedürfnisse berücksichtigt werden. Ich glaube nicht daran, dass Zeit einen klaren Kopf zum Nachdenken schafft. Wie soll ich die Ruhe und die Kraft finden, über meinen weiteren Weg entscheiden zu können, wenn ich die Fakten nicht kenne und nicht weiß, wo ich stehe? Die Ängste werden nur noch bedrohlicher. Ich bin dem Professor dankbar, dass er mich nicht so lange auf die Folter gespannt hat.

> In der Nacht, bevor ich ins Krankenhaus gehe, kann ich natürlich nicht schlafen. Ich liege vor Angst wie gelähmt im Bett. Meine Gedanken drehen sich im Kreis.

Mich quält die Frage, was ich tun soll, wenn sich herausstellt, dass der Krebs schon in einem fortgeschrittenen Stadium ist. Doch irgendwann will ich diesen Zustand nicht mehr und versuche, meine Gedanken zu ordnen. Und plötzlich weiß ich, was zu tun ist: kämpfen und mich für das Leben entscheiden! Denn das Bild, das in meinem Kopf auftaucht, wie mein Mann, meine Familie und Freunde um mein Grab herumstehen und trauern, kann ich nicht ertragen.

Endlich! Der Tag der Operation

Montag, 14. Juni 9.00 Uhr, Ankunft im Krankenhaus Station A3, wo ich von den Schwestern sehr freundlich empfangen wurde. Zu meiner Freude hatte es auch mit dem Einbettzimmer geklappt. Als Erstes steht der Termin für die radioaktive Markierung des Wächterlymphknotens beim Radiologen an (siehe auch S. 57). Etwas mulmig ist mir schon. Würde der Eingriff schmerzhaft sein? Der Radiologe versucht, mich zu beruhigen und meint, dass ich mir keine Sorgen machen muss. Die radioaktive Strahlung sei sehr gering und völlig ungefährlich und der Einstich wäre nicht schmerzhafter als bei einer Blutabnahme. Eine andere Aussage habe ich auch nicht erwartet. Er würde wohl kaum zugeben, wenn es doch schmerzhafter sein sollte.

Die Markierung des Wächterlymphknotens ist tatsächlich nicht mehr als ein kurzer Pieks.

Bei der nachfolgenden Szintigraphie wird der radioaktiv markierte Wächterlymphknoten aufgespürt und die Lage mit einem Filzstift auf meiner Haut aufgezeichnet. Während der OP würde der Professor zusätzlich noch in die Haut über dem Tumor einen blauen Farbstoff spritzen, der dann über die Lymphbahnen zum ersten Lymphknoten wandert und diesen blau färbt. Mit dieser Methode soll nochmals sichergestellt werden, auch tatsächlich den Wächterlymphknoten aufgespürt zu haben, der dann entfernt wird.

An diesem Tag stellte sich auch die für das Brustzentrum tätige Diplom-Psychologin bei mir vor und bot mir an, mich während meines Krankenhausaufenthalts psychoonkologisch zu betreuen (siehe S. 120). Sie schaute nun täglich, außer am Wochenende, bei mir vorbei, um sich davon zu überzeugen, dass es mir auch weiterhin gut ging. Sie erkundigte sich, ob es Gesprächsbedarf gab und fragte mich, ob z.B. neue Befundergebnisse vorlagen oder welche Untersuchungen noch anstanden. Auch wenn ich ihre professionelle psychologische Hilfe nicht benötigt habe, was sie mir auch bestätigte, waren es doch immer sehr angenehme Gespräche. Ich erzählte ihr z.B. von mir und meiner Familie, von meiner Kindheit, wie ich meinen Mann kennengelernt hatte, was wir beruflich machten und wie unsere Zukunftspläne aussahen. Sie war mir sehr sympathisch und ich habe auch heute noch Kontakt mit ihr. Damals konnte ich noch nicht ahnen, dass einmal eine Zeit kommen wird, in der ich ihre Unterstützung brauchen werde.

Das mit dem Anästhesisten geführte Gespräch ist mir auch heute noch in Erinnerung. Da ich ca. 10 Minuten auf ihn warten musste, entschuldigte er sich mehrmals dafür, dass er im OP wegen eines Notfalls aufgehalten wurde. Es ist doch eigentlich eine Selbstverständlichkeit, dass ein Notfall immer Vorrang hat und man sich nicht dafür entschuldigen muss, seine Pflicht getan zu haben. In diesem Moment war es mir peinlich, Privatpatientin zu sein. Er klärte mich über mögliche Narkoserisiken auf. Ich sagte ihm, dass ich vor der Narkose keine Angst habe. Schließlich würde ich schlafen und nichts davon mitbekommen, wenn irgendwelche Komplikationen eintreten sollten. Er sollte nur an meine Angehörigen denken.

Abends schaute der Professor noch einmal bei mir vorbei, um mir nochmals Mut und Zuversicht zuzusprechen.

Er setzte sich zu mir aufs Bett, sah sich die Markierung des Radiologen an und wir führten ein sehr vertrautes Gespräch, in dem er mir nochmals Mut und Zuversicht zusprach. Meinem Mann, der auf dem Flur gewartet hatte, sagte er, dass er sich keine Sorgen machen muss und er morgen gut auf mich aufpassen wird. Sehr beruhigend. Dies hat sicherlich dazu beigetragen, dass ich, entgegen meinen Erwartungen, in der Nacht ganz gut schlafen konnte. Zudem hatte ich mich schließlich in der Nacht davor dazu entschieden, alles positiv anzugehen.

Dann ist es so weit, Dienstag, 15. Juni, 10.00 Uhr. Ich werde von den Schwestern in meinem Bett in den OP-Bereich gefahren. Die Zeit bis dahin verbringe ich relativ entspannt, d.h. so entspannt, wie man in einer solchen Situation sein kann. Ich weiß, dass ich mit den behandelnden Ärzten die richtige Wahl getroffen habe. Hinzu kommt, dass das Pflegepersonal freundlich und sehr zuvorkommend ist. Hätte irgendetwas nicht gestimmt, ich hätte auch noch kurz vor der OP das Krankenhaus verlassen. Aber mein Bauchgefühl gibt mir grünes Licht. Im Vorraum des OP-Saals begrüßt mich der Anästhesist. Meine Arme werden fixiert, er legt mir eine Braunüle in die linke Handvene und spritzt das Narkosemittel hinein. Den Professor habe ich nicht mehr gesehen. Da ich aber weiß, dass er mein Operateur sein wird, kann ich beruhigt einschlafen.

Aufwachen – der Krebs ist raus!

Als ich wach werde, ist mir fürchterlich kalt und ich zittere am ganzen Körper. Die Schwester bringt mir eine Wärmedecke. Meine erste Frage ist natürlich, ob sie weiß, wie viele Lymphknoten entfernt wurden und ob diese mit Krebszellen befallen waren. Sie sagt mir, dass nur der Wächterlymphknoten entfernt wurde und der Schnellschnitt ergeben hatte, dass er metastasenfrei war. Erleichterung. Der Krebs ist raus aus meinem Körper. Dies ist der Moment, in dem ich mir schwöre, dass ich die Krankheit niemals so nahe an mich herankommen lassen werde, dass sie mein Leben bestimmt und völlig verändert. Sie soll immer nur ein Teil meines Lebens sein.

Da ich im Aufwachraum fit und ansprechbar bin, kann ich schon früher auf die Station zurückgebracht werden als geplant. Die Narkose hat bei mir eine sehr aufputschende Wirkung – von Müdigkeit keine Spur. Was sich auch den restlichen Tag bis spät in die Nacht nicht mehr ändert. In meinem Zimmer warten schon mein Mann und meine Eltern auf mich.

Der »Funke« der Erleichterung springt sofort auf meine Familie über. Zu wissen, dass die Operation gut verlaufen, ich wohlauf und voller Optimismus war, stimmte sie sehr glücklich. Von ihnen war eine große Last gefallen, denn nicht nur ich, sondern auch sie haben die Diagnose als eine lebensbedrohliche Situation erlebt.

Bald musste ich dringend zur Toilette, durfte aber zum Glück, da mein Kreislauf in Ordnung war und ich mich nicht schwindelig fühlte, aufstehen. Und mir blieb die Prozedur mit der Bettpfanne erspart. Auf der Toilette bekam ich zunächst einen Schreck, weil mein Urin total blau gefärbt war. Ich brauchte einen Moment, bis mir klar wurde, dass die Ursache das Kontrastmittel war, das mir während der OP zur Auffindung des Wächterlymphknotens gespritzt worden war.

Der erste Blick in den Spiegel: Außer einem Schnitt, einer Delle – und sehr viel blauem Kontrastmittel – war nichts zu sehen.

Als ich zurückkam, wollte ich endlich dieses fürchterliche weiße OP-Hemdchen, das einen erst wirklich krank aussehen lässt, loswerden. Meine Mutter half mir, meinen Schlafanzug anzuziehen. Was für eine Wohltat – ich fühlte mich gleich besser. Auch sonst ging es mir gut. Schmerzen hatte ich keine. Von dem OP-Ergebnis konnte ich noch nicht sehr viel erkennen, da ich in ein Korsett eingeschnürt war. Beide Brüste sahen ziemlich plattgedrückt aus. Ich spürte aber, dass ich mir keine Sorgen machen muss und mit dem Ergebnis zufrieden sein werde.

Als mir die Schwester am nächsten Morgen das Korsett zum Waschen abnahm und ich in den Spiegel schaute, bestätigte sich mein Gefühl. Die rechte Brust war zwar noch etwas geschwollen, aber außer einem 7 cm langen Schnitt und einer kleinen Delle war kein großer Unterschied zur linken Brust zu sehen. Ich hatte nicht nur meine Brust behalten dürfen, es war auch ein sehr gutes optisches Ergebnis erzielt worden, über das ich sehr glücklich war und immer noch bin. Das blaue Kontrastmittel, das auf der Haut um die Narbe herum noch sehr deutlich zu sehen war, sollte in ein paar Wochen verschwunden sein. Daraus wurde aber fast ein Jahr – ich hatte fast nicht mehr daran geglaubt.

Zwei Tage nach der OP teilte mir der Professor abends bei seiner Visite mit, dass der histologische Befund vorläge und dass das Karzinom komplett im Gesunden entfernt wurde. Es war also zum Glück keine weitere Operation mehr erforderlich. Als dann auch die Ultraschalluntersuchung des Bauchraumes ein unauffälliges Ergebnis hatte und die durchgeführte Knochenszintigraphie (siehe S. 58) keinen Hinweis auf eine Knochenmetastasierung brachte, konnte ich endgültig aufatmen und nur noch nach vorne schauen.

Beim Abschlussgespräch stellte mir der Professor meinen Nachsorgepass mit meiner tumorbiologischen Histologie aus: pT2 (2,2 cm) pN (sn) 0 (0/1) M0 G3; DCIS G3 R0 OR/PR negativ HER-2-neu positiv (siehe S. 59–60). Obwohl ich nachweislich keinen befallenen Wächterlymphknoten hatte, aber aufgrund meines jungen Alters und des schnell wachsenden Krebses (Grading 3), empfahl mir der Professor eine adjuvante, meine Heilung unterstützende, Chemotherapie.

»Schreckgespenst« Chemotherapie

Natürlich war der Krebs zu dieser Zeit noch mein ständiger Begleiter, der immer zugegen war. Er hat es aber nicht geschafft, mich melancholisch zu machen oder mir meinen Lebensmut zu nehmen. Auch nicht die Tatsache, dass ich mich mit dem »Schreckgespenst« Chemotherapie anfreunden musste. Natürlich hatte auch ich das Stigma der Chemotherapie vor Augen – kahlköpfige bleichgesichtige Menschen; eine Assoziation mit dem Tod. Mein Ziel war es jetzt aber, die folgenden Therapien hinter mich zu bringen, um so bald wie möglich wieder das Leben führen zu können, das ich vor der Erkrankung hatte. Ich wollte nicht Opfer meiner Krankheit sein, sondern selbst aktiv an meiner Genesung arbeiten. Dieser Vorsatz hat mir wahrscheinlich dabei geholfen, dass ich nach der OP schnell wieder auf den Beinen war, keine Komplikationen hatte und sehr positiv eingestellt war.

Da ich mit dem Professor den für mich perfekten Arzt gefunden hatte, fragte ich ihn, ob ich bei ihm für die Nachsorge in ambulanter Behandlung bleiben kann. Er war damit einverstanden. Auch wenn ich die anfallenden ambulanten Kosten selbst bezahlen muss, habe ich nie bereut, diesen Schritt getan zu haben. Ich fahre heute »zweigleisig«, da ich auch bei meiner Frauenärztin geblieben bin. Beide sind souverän genug, um damit kein Problem zu haben. Sie finden dies völlig in Ordnung. Auch wenn ich beiden vertraue, ist es für mich ein beruhigendes Gefühl, zu wissen, immer eine Zweitmeinung zu haben. Donnerstags, 24. Juni – neun Tage nach der OP – wurden die Fäden gezogen und ich wurde entlassen.

Operation

Vor jeder Operation muss der behandelnde Arzt den Patienten umfassend über den anstehenden Eingriff informieren. In diesem Aufklärungsgespräch erfüllt ein Arzt die ihm obliegende Aufklärungspflicht, dem Patienten in verständlicher und umfänglicher Art und Weise Informationen über die geplante Diagnostik bzw. Therapie zu liefern, insbesondere zu Nebenwirkungen und Komplikationen. Die Aufklärungspflicht obliegt grundsätzlich dem jeweils behandelnden Arzt. Eine umfängliche Risikoaufklärung hat grundsätzlich auch bei einer äußerst geringen Wahrscheinlichkeit des Risikoeintritts zu erfolgen, insbesondere dann, wenn das eintretende Risiko eine erhebliche Einschränkung der persönlichen Lebensführung des Patienten mit sich bringt. Der Inhalt des Aufklärungsgesprächs muss auf einem standardisierten Aufklärungsbogen fixiert werden und sollte dem Patienten ausgehändigt werden, damit dieser seine Entscheidung überdenken kann. Der im Aufklärungsbogen fixierte Inhalt des Aufklärungsgesprächs wird vom aufklärenden Arzt und vom Patienten unterschrieben.

Untersuchung der Wächterlymphknoten

Um entscheiden zu können, ob und welche Lymphknoten bei der Operation mit entfernt werden müssen, kann man zunächst den Wächterlymphknoten untersuchen. Als Sentinel- oder Wächterlymphknoten wird der Lymphknoten bezeichnet, der als Erstes im Lymphstrom hinter dem Brustkrebs geschaltet ist. Man geht davon aus, dass sofern dieser nicht befallen ist, mit einer großen Wahrscheinlichkeit auch die nachgeschalteten Lymphknoten keinen Tumorbefall aufweisen. Noch während der Operation wird der entnommene Wächterlymphknoten vom Pathologen feingeweblich untersucht. Sollte der Wächterlymphknoten frei von Krebszellen sein, wäre eine Entnahme von weiteren Lymphknoten nicht erforderlich. Und der Patientin blieben die damit oft verbundenen Beschwerden (wie Schmerzen, Taubheitsgefühle und Bewegungseinschränkungen im Schulter-Arm-Bereich und Lymphödeme, die durch den gestörten Abfluss der Gewebeflüssigkeit entstehen) erspart.

Therapie

INFO

Was sind Metastasen?

Metastasen sind Absprengungen von Tumorzellen von einem Ursprungstumor, die sich in anderen Organen ansiedeln und wachsen, z. B. in Lymphknoten, Knochen, Lunge, Leber. Lymphknoten (bei Brustkrebs insbesondere Lymphknoten der Achselhöhle) sind Filterstationen des Lymphsystems. In ihnen werden u. a. Tumorzellen herausgefiltert, die über die Lymphbahnen vom Ursprungstumor abtransportiert werden.

Die Entfernung der Lymphknoten hat keine unmittelbare Wirkung auf die Heilung. Sie dient lediglich als Maßstab für die Einordnung des Tumorstadiums, der Prognose (der Lymphknotenstatus gilt immer noch als der wichtigste Faktor, die Entwicklung der Erkrankung einschätzen zu können) und als Entscheidungshilfe für den weiteren Therapieplan.

Praktisches Vorgehen

Zur Markierung des Wächterlymphknotens wird unter Ultraschallkontrolle ein radioaktiver Eiweißstoff um den Tumor herumgespritzt. Die Strahlenbelastung dabei ist nur gering und liegt deutlich unter der natürlichen jährlichen Strahlenbelastung. Bei der nachfolgenden Aufnahme der Lymphbahnen und -knoten (Sentinel-Lymph-Node-Szintigraphie) wird der radioaktiv strahlende Wächterlymphknoten (manchmal sind es auch mehrere) mit einer Gammasonde aufgespürt und die Lage mit einem Filzstift zur Orientierung für den Operateur auf der Haut aufgezeichnet. Insgesamt besteht durch die Strahlenbelastung der sogenannten Lymphszintigraphie bei Entfernung von Wächterlymphknoten kein Gesundheitsrisiko.

Während der Operation wird zusätzlich noch in die Haut über dem Tumor ein blauer Farbstoff gespritzt. Die Substanz wandert über die Lymphbahnen in die Achselhöhle und wird vom ersten Lymphknoten (manchmal auch mehreren) gespeichert. Mit einem kleinen Schnitt in die Achselhöhle wird dann nach dem blau gefärbten Lymphknoten gesucht und dieser wird dann entfernt.

Knochenszintigraphie

Um Knochenmetastasen sichtbar zu machen, verwendet man in der sogenannten Knochenszintigraphie radioaktiv markierte Substanzen (Phosphonate), die in Abhängigkeit vom Knochenstoffwechsel an den Knochen angelagert werden. Da in Krebszellen der Stoffwechsel deutlich erhöht ist, speichert befallener Knochen mehr radioaktive Phosphonate. Metastasen erscheinen im Szintigramm als dunkle Bereiche. Vorteil der Knochenszintigraphie ist, dass in einem Untersuchungsgang das gesamte Skelett dargestellt werden kann.

Wichtig

Da es sich bei der Szintigraphie um ein unspezifisches Diagnoseverfahren handelt, werden auch andere stoffwechselaktive Zellen markiert, z.B. in Entzündungsherden oder Verschleißzonen (Gelenke).

Tumorformel

Die Tumorformel ist ein international gebräuchliches Klassifikationsschema, um die Ausbreitung von Krebserkrankungen zu benennen. Es wurde 1953 von der UICC (Union International Contre le Cancer) eingeführt. Was die Kombinationen aus Buchstaben und Zahlen jeweils bedeuten, finden Sie in der Tabelle auf Seite 60.

Histologie: Ist der Tumor hormonsensitiv?

Sowohl gutartige (z.B. Fibroadenom) als auch bösartige Erkrankungen (z.B. Brustkrebs) werden größtenteils von dem Geschlechtshormon Östrogen beeinflusst. Wird die Hormonproduktion unterdrückt, kann damit das Wachstum bzw. das Fortschreiten hormonabhängiger Krankheiten gehemmt werden. Damit eine antihormonelle Behandlung Nutzen bringt, müssen die Brustkrebszellen sogenannte Hormonrezeptoren aufweisen, d.h. sie müssen hormonrezeptorpositiv sein.

Etwa 80% aller Brustkrebse sind hormonrezeptorpositiv, d.h. deren Brustkrebszellen haben spezifische Andockstellen (= Rezeptoren) für Hormone (Östrogen oder Progesteron), die für das Wachstum der Zellen notwendig sind (= Wachstumsfaktoren). Ein Tumor der Brust (z.B. nach Operation, Biopsie, Punktion, Stanze) wird immer auf das Vorhandensein von Östrogen- und Progesteronrezeptoren getestet.

Dies geschieht über sogenannte Immunoassays, bei denen die Hormonrezeptoren auf Brustkrebszellen (oder anderen Zellen, z.B. von gutartigen Tumoren) angefärbt und als »immunreaktiver Score« (= Anzahl der positiven

Therapie

Was besagt die Tumorformel?

Ausdehnung des Tumors (T)	T1	größte Tumorausdehnung höchstens 2 cm
	T2	mehr als 2 cm, höchstens 5 cm
	T3	mehr als 5 cm
	T4	Tumor jeder Größe, der mit der Brustwand oder der Haut verwachsen ist.
	Tx	Größe und Sitz lassen sich nicht genau bestimmen.
Anzahl befallener Lymphknoten (N)	N0	kein Lymphknotenbefall
	N1–N3	zunehmender Lymphknotenbefall
	Nx	keine Aussage möglich
Vorhandensein von Metastasen (M)	M0	keine Anzeichen von Metastasen
	M1	Metastasen vorhanden
	Mx	keine Aussage möglich
Differenzierungsgrad des Tumorgewebes (G)	G1	gut differenziert, dem Ursprungsgewebe noch ähnlich
	G2	mäßig differenziert
	G3	schlecht differenziert
	G4	vollkommen undifferenziert, Ursprungsgewebe nur mit differenzierten Untersuchungsmethoden erkennbar
Operationsergebnis, verbliebener Resttumor (R)	R0	Tumor komplett entfernt, die Ränder waren bei der feingeweblichen Untersuchung tumorfrei
	R1	Tumor nicht komplett entfernt bzw. Tumorzellen in den Schnitträndern nachweisbar
Hormonrezeptorstatus meist wird die Rezeptordichte als Prozentangabe genannt	ER+	Östrogenrezeptoren vorhanden
	ER-	keine Östrogenrezeptoren vorhanden
	PR+	Progesteronrezeptoren vorhanden
	PR-	keine Progesteronrezeptoren vorhanden

Zellen und Intensität der Färbung) ausgedrückt wird.

Beispiel: Ein stark positiver immunreaktiver Score (IRS) weist Werte von 9–12 auf und basiert auf einer starken Farbintensität (IS) mit dem Wert 3 und einer Anzahl (PP) von 51-80% positiver Zellen mit dem Wert 3.

Hormonrezeptorstatus

Ein positiver Hormonrezeptorstatus ist im Tumorpass bzw. im Arztbrief mit dem Kürzel »ER+« oder »PR+« angegeben; ER steht für Östrogenrezeptor und PR für Progesteronrezeptor (siehe Tabelle). Progesteron ist neben Östrogen ein weiteres wichtiges Geschlechtshormon, das Einfluss auf Brustkrebszellen hat. Je höher die Östrogen- und Progesteronspiegel im Blut und je mehr Östrogen- bzw. Progersteronrezeptoren die Brustkrebszellen aufweisen, umso schneller wachsen entsprechende Tumore.

INFO

DMP Brustkrebs

Das DMP – Disease Management Programm – Brustkrebs umfasst ein strukturiertes Behandlungsprogramm und wurde als qualitätsverbessernde Maßnahme von der Ärztekammer und der Kassenärztlichen Vereinigung Nordrhein in Zusammenarbeit mit den gesetzlichen Krankenkassen erstmals umgesetzt. Derzeit wird das DMP-Programm von anderen Landesärztekammern eingeführt mit dem Ziel, es bald flächendeckend in Deutschland anbieten zu können (siehe auch »zertifizierte Brustzentren« S. 37).

Ziele des DMP Brustkrebs sind u. a.:

- dass jede Patientin eine auf sie abgestimmte (individuelle) Therapie erhält;
- dass alle an der Behandlung beteiligten Experten zusammenarbeiten;
- dass neue Forschungsergebnisse unverzüglich umgesetzt werden;
- dass die psychosoziale Betreuung der Patientinnen verbessert wird;
- dass krankheitsbezogene Informationen an die Patientinnen vermittelt werden;
- dass durch Dokumentation von Patientinnendaten und deren Auswertung Diagnostik- und Therapiekonzepte bewertet werden können.

Therapie

Kann die Brust erhalten werden?

Die brusterhaltende Operation ist bei ca. 70% aller Brustkrebspatientinnen möglich und sollte, da die Heilungschancen genauso gut sind, der vollständigen Entfernung der Brust vorgezogen werden. Bei einer brusterhaltenden Operation wird das erkrankte Gewebe inklusive eines Sicherheitssaumes aus gesundem Gewebe entfernt. Nach einer brusterhaltenden Operation sollte (muss!) als Rezidivprophylaxe eine Strahlentherapie folgen.

Bei ca. 30% aller Brustkrebspatientinnen ist eine brusterhaltende Operation nicht möglich (z. B. wenn der Tumor im Verhältnis zur Brust sehr groß ist oder an mehreren Stellen vorhanden ist; wenn angrenzende Haut- oder Muskelschichten betroffen sind), in diesen Fällen ist eine vollständige Entfernung der Brust (Ablatio; Mastektomie) erforderlich. Ein Wiederaufbau der Brust kann während der Operation oder später erfolgen und sollte vorab mit dem Therapeuten abgesprochen werden.

Da die individuelle Lebenssituation mit der optimalen Therapie in Einklang gebracht werden muss, ist das Einholen einer »Zweitmeinung« anzuraten!

Die Frage ob ein Mammakarzinom brusterhaltend oder durch eine Ablatio operiert wird, hängt also mit der Ausbreitung des Tumors zusammen. Die Operation dient der lokalen Kontrolle der Erkrankung. Eine systemische Behandlung, wie die Chemotherapie, kann durch eine Entfernung der Brust nicht umgangen werden. In Bezug auf die Fruchtbarkeit und Eierstocksfunktion ist es also nicht von Bedeutung, ob eine Brust vollständig entfernt werden muss oder nicht. Die Möglichkeit zu stillen ist in beiden Fällen gegeben.

Was tun bei Lymphödem?

Leiden Sie nach der Brust-OP oder aufgrund der Strahlentherapie unter einem Armlymphödem, können Sie selbst einiges tun, um den Lymphstau zu vermindern und das Wohlbefinden zu erhöhen. Der Lymphabfluss lässt sich durch leichte Muskelarbeit fördern:

- Lagern Sie den betroffenen Arm mehrmals täglich auf einem Kissen hoch, das heißt über dem Niveau des Herzens. Achten Sie darauf, dass der gesamte Arm hoch liegt und nicht nur der Unterarm (Senkrechtes Hochstrecken des Arms ist eher ungünstig.). Führen Sie in dieser Position täglich drei- oder viermal folgende Übung aus:
- Schließen Sie die Faust und spannen die Armmuskulatur an.
- Diese Spannung halten Sie für 3–4 Sekunden, bevor Sie sie wieder lösen.
- Diesen Vorgang wiederholen Sie 7–10-mal (Bitte nicht häufiger, denn zu viel Muskelarbeit wäre auch schädlich.).
- Eine Lymphdrainage kann auch durch spezielle »Streichmassage« erfolgen. Diese sollte jedoch ausschließlich von geschultem Fachpersonal durchgeführt werden.

Worauf Sie achten sollten

- Vermeiden Sie es, viel Muskelkraft mit dem Arm aufbringen zu müssen. Also heben oder tragen Sie nicht schwer.
- Leichte Bewegungen in Haushalt und Beruf und krankengymnastische Übungen sind hingegen gut gegen das Lymphödem.
- Tragen Sie Taschen und Schultertaschen stets auf der gesunden Seite. Wenn Ihnen Schultertaschen auf der gesunden Seite jedoch Schmerzen verursachen, verzichten Sie lieber ganz auf sie.
- Ihre Kleidung darf keine engen Armausschnitte aufweisen. Auch der Träger des BHs und Schmuck (z. B. Ringe, Armreifen, Armbanduhren) dürfen nicht einschneidend und beengend sein. Eventuell kann der Träger des BHs unterpolstert werden.
- Vermeiden Sie große Hitze für den betroffenen Arm, wie z. B. heißes Baden, Sonnenbäder, langes Spülen, denn Wärme führt dazu, dass sich die Blut- und Lymphgefäße weit stellen und die Flüssigkeiten »versacken«.
  Weil der Arm der operierten Seite insgesamt schlechter versorgt wird, müssen Sie sich besonders um ihn sorgen. Kleinere Verletzungen heilen nicht nur schlechter, sondern stellen auch ein größeres Risiko für Infektionen dar. Tragen Sie also oft Arbeitshandschuhe und seien Sie vorsichtig bei der Maniküre.
  Auch Blutentnahmen oder Injektionen sollten möglichst an dem Arm der nicht operierten Seite durchgeführt werden. Ebenso sollen Blutdruckmessungen wegen der Manschette, die stark aufgepumpt wird, auf jener Seite erfolgen.

Wie die Chemotherapie bei mir ablief

Ich sollte vier Chemotherapien mit den Wirkstoffen Epirubicin und Cyclophosphamid im Abstand von jeweils drei Wochen erhalten. Gleich am Tag nach meiner Entlassung hatte ich um 11.00 Uhr einen Termin bei einem Onkologen, um die anstehende Chemotherapie zu besprechen.

Noch heute erinnere ich mich an den eigenartigen, nicht definierbaren Geruch, der mir in die Nase stieg, als ich das erste Mal die Praxisräume betrat.

Der Onkologe verschaffte sich einen kurzen Überblick von den Berichten, die mir das Krankenhaus für ihn mitgegeben hatte und meinte, dass es bei mir so weit alles ganz gut aussehen würde. Er klärte mich über mögliche Nebenwirkungen auf, die während der Chemotherapie auf mich zukommen könnten.

- Häufig treten Übelkeit und Erbrechen auf. Zur Vermeidung würde ich vor der Infusionsbehandlung jedoch ein Medikament gespritzt bekommen, das ich als Tablettenform auch für zu Hause mitbekommen würde.
- Zytostatika beeinflussen die Funktion des Knochenmarks negativ, was einen Abfall der Leuko- und Thrombozytenwerte bewirkt und nicht erwünschte Begleiterscheinungen mit sich bringen kann (z.B. erhöhtes Infektionsrisiko, erhöhtes Blutungsrisiko, Müdigkeits- bzw. Erschöpfungssyndrom). Um diese Gefahren rechtzeitig erkennen zu können, werden vor jedem Chemotherapiezyklus und dazwischen im wöchentlichen Abstand die Blutwerte untersucht.
- Außerdem sollte ich mich sofort bei ihm melden, sofern meine Körpertemperatur 38 Grad erreichen sollte.
- Auch eine therapiebedingte abakterielle Blasenentzündung könnte auftreten.
- Da ich davon ausgehen sollte, dass ich meine Haare verlieren werde, riet er mir, mich frühzeitig um eine Perücke zu kümmern, solange ich noch

mein eigenes Haar habe. Zumal dies auch für die Beratung der Verkäuferin wesentlich einfacher wäre.

- Zudem wies er mich darauf hin, dass während der Therapie eine Schwangerschaft nicht anzuraten ist und ich daher für entsprechende Verhütung sorgen sollte.

Die HERA-Studie

Ich sprach ihn auf meinen Kinderwunsch an. Und der Onkologe erklärte, dass ich normalerweise aufgrund meines HER2-neu-Status eine Patientin für die HERA-Studie gewesen wäre, die aber leider bereits geschlossen sei. Die weltweit geführte Studie soll klären, ob eine Antikörpertherapie mit dem Wirkstoff Trastuzumab (Medikamentenname »Herceptin«) auch für Frauen ohne Metastasen einen Nutzen bringt. Das Medikament war bis dahin, außerhalb der Studie, ausschließlich für die Behandlung von Metastasen zugelassen. Ob ich traurig darüber sein sollte, die Antikörpertherapie nicht zu bekommen, konnte ich zu dieser Zeit noch nicht beurteilen, da ich mich mit diesem Thema noch nicht beschäftigt hatte und die Pros und Kontras daher noch nicht beurteilen konnte.

Ich ärgere mich darüber, dass der Onkologe noch einmal ein Blutbild und ein EKG machen lässt, obwohl das gerade erst gemacht wurde.

Er legte mir ein Formular »Aufklärung Zytostatika« zur Unterschrift vor, in dem ich ihm bestätigte, dass ich mit der Behandlung einverstanden bin und ich die Praxis beauftrage, die für meine Behandlung notwendigen Medikamente in meinem Namen bei einer Apotheke zu bestellen. Ich unterschrieb die Erklärung, ohne sie mir jedoch im Einzelnen nochmals durchzulesen. Es folgte eine körperliche Untersuchung und es wurde ein Blutbild sowie ein EKG gemacht.

Als ich den Onkologen darauf ansprach, aus welchem Grund schon wieder ein Blutbild und ein EKG gemacht würden, schließlich wurden diese Untersuchungen erst kurz vorher im Krankenhaus gemacht und die Befunde lagen ihm in Kopie vor, meinte er nur: »Ich will mir da lieber ein eigenes Bild machen.« Was sollte das denn heißen? Es lag wohl kaum daran, dass er den Untersuchungsergebnissen seiner Kollegen nicht vertraute. Ich hatte in diesem Moment keine Lust, mit ihm eine Diskussion darüber anzufangen, aber geärgert hat mich seine Aussage schon.

Ich fühlte mich körperlich und psychisch fit und drängte daher auf einen baldigen Beginn der Chemotherapie. Ich wollte so schnell wie möglich die erste Chemo hinter mir haben, um zu wissen, auf was ich mich einzustellen habe. Da die Untersuchungsergebnisse in Ordnung waren, stimmte er zu. Der Termin für die erste Chemotherapie war der folgende Dienstag, 29. Juni, 12.40 Uhr.

Schock – wieder Einweisung auf Station A3

Sonntags bekam ich plötzlich fürchterliche Schmerzen im Lendenwirbelbereich. Außerdem war mir übel, ich musste mich ständig erbrechen und zitterte am ganzen Körper. Als die Schmerzen nicht nachließen, holte mein Mann eine Nachbarin, die Ärztin ist, zu Hilfe. Nach der Untersuchung konnte sie nichts Definitives feststellen, verschrieb mir aber ein starkes Schmerzmittel und ein Mittel gegen Übelkeit/Erbrechen. In der Zeit, in der mein Mann die Medikamente in der Not-Apotheke besorgte, blieb die Nachbarin bei mir und wir unterhielten uns. Das Gespräch hatte eine sehr beruhigende Wirkung gehabt und ich merkte, wie sich mein Kreislauf langsam wieder stabilisierte. Auch die Schmerzen waren, auch ohne Einnahme des Schmerzmittels, wieder verschwunden.

Selbst meine Familie glaubt, die unerträglichen Schmerzen wären psychosomatisch! So ein Blödsinn.

Am nächsten Morgen bekam ich wieder die plötzlich einsetzenden heftigen Lendenwirbelschmerzen mit Übelkeit und Erbrechen. Da das Schmerzmittel keine Wirkung zeigte und auch der Hausbesuch meines Hausarztes keine Besserung brachte, fuhren mein Mann und meine Eltern mich wieder ins Krankenhaus, in dem kurz zuvor die Brust-OP gemacht wurde. In der Notaufnahme wurde ich, nachdem sie dort von meiner Brustkrebserkrankung erfuhren, zur weiteren Abklärung in die gynäkologische Ambulanz geschickt. Ganz schlüssig war es mir nicht, was ich mit Rückenschmerzen in der Gynäkologie sollte. Zu dieser Zeit ging meine Familie noch davon aus, dass die Schmerzen psychosomatisch waren, aus Angst vor der am nächsten Tag stattfindenden ersten Chemotherapie. Mich machte das trotz meiner fast nicht mehr erträglichen Schmerzen ziemlich aggressiv, da ich genau wusste, dass es daran ganz bestimmt nicht lag.

Da der Professor, der mich operiert hatte, noch im OP war, wurde der Oberarzt gerufen. Die gynäkologische Untersuchung sowie das intravaginale Ultraschall ergab eine Zyste im rechten Eierstock von ca. 12 x 10 cm Größe. Ich sehe noch heute das Ultraschallbild vor mir, auf dem außer einem riesigen schwarzen »Etwas« nichts zu erkennen war.

Ich reagiere völlig panisch. Meine Gedanken fahren Karussell – auch Krebs? Eine Metastase? Der Oberarzt versucht mich zu beruhigen und versichert mir, dass es sich nach den Untersuchungsbefunden eindeutig um eine gutartige Zyste handelt. Ich kann ihm nicht so recht glauben.

Ich bin völlig aufgelöst und habe furchtbare Angst, dass es keine Zyste, sondern doch Krebs ist.

Da die verabreichten Schmerzmittel keine große Besserung bringen, entscheidet der Professor noch am selben Abend zu operieren. Zu diesem Zeitpunkt war noch nicht klar, ob die Zyste mittels Bauchspiegelung entfernt werden konnte oder ob ein Bauchschnitt erforderlich war. Nach der OP werde ich im Aufzug wieder wach. An meinem Bettende steht der Anästhesist und teilt mir mit, dass es sich zu 99,99% um nichts Bösartiges gehandelt hat. Aufatmen. Und zum Glück – ich habe endlich keine Schmerzen mehr.

Am nächsten Morgen erfahre ich bei der Visite, dass ein Bauchschnitt gemacht werden musste und mein rechter Eierstock entfernt wurde. Eine Rekonstruktion war nicht mehr möglich gewesen, da er durch die Zyste völlig zerquetscht war. Der histologische Befund, der bereits am nächsten Tag, Mittwoch, 30. Juni, vorlag, ergab beiderseits keinen Hinweis auf ein bösartiges Wachstum.

Montags, 5. Juli – eine Woche nach meiner Einlieferung –, wurde ich aus dem Krankenhaus entlassen. Ich hatte aber für donnerstags nochmals einen Termin beim Professor zum Fädenziehen und zur abschließenden Untersuchung bekommen. Zwischenzeitlich hatte ich von ihm auch erfahren, dass ich hormonrezeptornegativ war und daher nach Chemo- und Strahlentherapie keine Hormonbehandlung (siehe S. 99) folgte.

Neuer Termin für die Chemotherapie

Als ich nach Hause kam, telefonierte ich mit dem Onkologen, um mit ihm den neuen Termin für die erste Chemotherapie zu besprechen. Es wurde jetzt auch höchste Zeit, da die Chemotherapie möglichst spätestens vier Wochen nach der Operation beginnen sollte. Wir vereinbarten den folgenden Montag, 12. Juli, als ersten Termin. Bei dem Telefonat informierte er mich auch darüber, dass aufgrund meines hormonrezeptornegativen Status nun sechs statt der vorher vier besprochenen Chemozyklen erforderlich wären. Da keine Hormonbehandlung erfolgte, sollte dies der Kompensation dienen. Ich musste erst einmal schlucken, denn damit hatte ich nicht gerechnet. Ich habe mir dann aber gesagt, dass ich das jetzt auch noch schaffen werde.

Zu dieser Zeit hatte ich mich bereits dazu entschlossen, nach Therapieende keine Anschlussheilbehandlung (AHB, siehe auch S. 110) zu machen. Ich hatte für mich entschieden, dass eine AHB nicht zu meinem Genesungsprozess beiträgt. Ich war positiv eingestellt und wollte nicht das Risiko eingehen, mich eventuell von anderen Patienten, die nicht so eingestellt waren, psychisch entmutigen zu lassen.

Ich besorge mir vorsorglich eine Perücke

Noch vor meiner ersten Chemotherapie besorge ich mir bei meiner Frauenärztin ein Rezept für eine Perücke. Da ich auf keinen Fall will, dass bereits auf den ersten Blick zu erkennen ist, dass ich eine Perücke trage, entscheide ich mich für eine Echthaarperücke, die identisch meiner Haarfarbe und -länge ist. Von dem Gesamtpreis von 945,– Euro habe ich von der gesetzlichen Krankenkasse einen Zuzahlungsbetrag von 192,– Euro erhalten. Zum Glück habe ich aber noch 80 % der verbliebenen Restkosten über meine private Krankenzusatzversicherung erstattet bekommen.

Ich finde die Sparpolitik der gesetzlichen Krankenkassen bei diesem Thema völlig unverständlich. Die Haare zu verlieren, ist für eine Frau schon schlimm genug. Sie sind schließlich ein Kennzeichen von Weiblichkeit. Eine gut sitzende und aussehende Perücke kann aber wenigstens ein Stück dazu beitragen, das Lebensgefühl zu bewahren. Ich finde, es steht in keinem Verhältnis, dass nur ein Bruchteil der Perückenkosten übernommen wird, aber später vielleicht erforderliche teure Psychotherapien in voller Höhe bezahlt werden.

Meine erste Chemo

Montag, 12. Juli, der Tag der ersten Chemotherapie ist gekommen und ich bin natürlich schrecklich nervös. Es beunruhigt mich, nicht zu wissen, was da jetzt konkret auf mich zukommt.

Der Anblick des Therapieraums ist ein Schock: Ein großer Raum, ohne jede optische Trennung, in dem mindestens zehn Patienten Stuhl an Stuhl an ihren Infusionsflaschen sitzen und gleichzeitig behandelt werden. Intimsphäre? Fehlanzeige! Eine Schwester ruft mich auf, stellt sich vor und erklärt mir kurz, was mir außer den Zytostatika noch an Begleitmedikation gespritzt wird – ein Blasenschutz und ein Mittel gegen Übelkeit und Erbrechen. Zudem händigt sie mir meinen Patientenpass/Therapieplan aus, in dem die einzelnen verabreichten Medikamente mit Dosisangabe und die Laborwerte angegeben werden.

> Ich lasse die Braunüle nicht aus den Augen. Sowie ich etwas Verdächtiges bemerke, werde ich sofort Alarm schlagen.

Als die Schwester nach einer geeigneten Vene für das Anlegen der Kanüle sucht, sage ich ihr, dass ich die Stelle, an der die Braunüle liegt, während der Anwendung keinen Augenblick aus den Augen lassen werde. Sollte ich einen Schmerz, eine Schwellung oder eine Rötung an der Punktionsstelle bemerken und auch nur den geringsten Verdacht habe, dass das Zytostatika (vor allem das Medikament Epirubicin) neben die Vene läuft, würde ich die Infusion sofort stoppen. Meine Nachbarin, die Ärztin ist, hatte mich über mögliche Folgen aufgeklärt und mich gebeten, im Zweifelsfall dafür zu sorgen, dass die Infusion sofort abgebrochen wird, ein lokales spezifisches Gegenmittel über die liegende Nadel gespritzt und der Arm ruhig gestellt wird.

Sie hatte mir Fotos gezeigt, bei denen die Medikamente neben die Vene gelaufen waren und schwere Gewebeschäden in der Umgebung der Einspritzungsstelle ausgelöst hatten. Ich weiß also, wie schwerwiegend diese Komplikation sein kann. Da die Patienten hierüber weder vom Onkologen noch von den Schwestern aufgeklärt werden und ihnen auch nicht gesagt wird, dass sie den Arm, an der die Infusion liegt, möglichst ruhig halten und nicht bewegen sollen, merke ich gleich, dass dieses Thema absolut nicht erwünscht ist.

Ich werde mit Standardsprüchen abgespeist

Die Schwester will verhindern, dass die anderen Patienten von unserem Gespräch zu viel mitbekommen und antwortet daher ziemlich aggressiv: »So etwas ist hier noch nie passiert.« Ein Standardspruch, den ich noch häufiger zu hören bekommen sollte. Außerdem hätte ich es gefälligst zu unterlassen, irgendetwas zu tun, bevor ich nicht zuerst die Schwester gerufen hätte. Ich antworte ihr, dass ihr ja wohl die ernsthaften Folgen bekannt sein dürften und dass sie es daher mir überlassen soll, darauf zu achten, dass die richtigen Sofortmaßnahmen eingeleitet würden.

Als Patient sollte man nie vergessen, dass überall Fehler gemacht werden. Doch hier konnte ein Fehler verheerende Folgen haben und deshalb blieb ich wachsam. Es ging schließlich um meinen Körper und mein Leben. So habe ich z.B. auch immer kontrolliert, ob auf den Infusionsflaschen auch tatsächlich mein Name stand. Es wurden die Leuko- und Thrombozyten sowie der Hämoglobinwert bestimmt und die erste Chemoanwendung konnte beginnen.

Diskretion? – Fehlanzeige! Hier bekommt jeder Patient alles mit. Ich finde diese unmenschliche Massenabfertigung einfach schrecklich.

Ich hatte bis dahin noch keine Praxis erlebt, in der die gebotene Diskretion nicht eingehalten wurde. Probleme der Patienten, z.B. bezüglich bestehender Nebenwirkungen, wurden von dem Onkologen und seinem Kollegen vor sämtlichen anderen Patienten besprochen. Wobei die Beschwerden, z.B. anhaltende Durchfälle, natürlich erst einmal mit der Schwester besprochen werden mussten. Konnte sie nicht weiterhelfen, wurde dann tatsächlich der Arzt gerufen. Ich empfand dies nicht nur als unkorrekt, sondern vielmehr als unwürdig einem kranken Menschen gegenüber. Unter diesen Umständen ist das Schild am Empfang, auf dem man als Patient darauf hingewiesen wird, aus Diskretion Abstand zu halten, ein Hohn. Auch das kalte Verhalten des meisten Personals machte die Atmosphäre in keiner Weise angenehmer – kein freundliches Wort oder ein wenig tröstlicher Zuspruch. Ganz im Gegenteil. Ich habe leider mehrfach erleben müssen, dass die Schwestern die Augen verdrehten, nur weil manche Patienten mit ihren Fragen bzw. ihren Bitten zu »lästig« waren. Dies lässt sich auch mit noch so viel Stress und Personalmangel nicht entschuldigen. Ob sich die beiden Ärzte und das Personal auch nur im Geringsten vorstellen können, wie man sich während der Chemoanwendung fühlt? Hilflos angeschlossen an Infusionen. Einem Augenblick, an dem einem nur zu deutlich bewusst wird, wie krank man ist und dass man an dieser Krankheit sterben kann. Was leider ja oft auch Realität wird.

Mein einziger Trost während der Chemo war meine Mutter, die mich zum Glück immer begleitet hat. Mit ihr an meiner Seite konnte ich das Ganze einigermaßen ertragen.

Da es keine räumliche Trennung gab, habe ich auch in erschreckender Weise erfahren müssen, wie sehr die Krankheit einen Menschen verbittern kann. Als ich einer Patientin (fortgeschrittenes Lungenkarzinom mit Metastasen im Gehirn) z.B. erzählte, dass bei mir die Chemotherapie nur vorbeugend ist und dass ich noch einen Kinderwunsch habe, antwortete sie mir: »Denken Sie bloß nicht zu positiv; einmal Krebs, immer Krebs.« Ich konnte merken, dass sie den Gedanken nicht ertragen konnte, dass es Patienten gab, denen es besser ging und die Aussicht auf Heilung haben. Dieses Erlebnis hat meinen Entschluss, keine Anschlussheilbehandlung zu machen, nur bekräftigt. Zudem hatte ich keine Beschwerden, die dort hätten gezielt behandelt werden können.

Zu den Therapien hat mich aber zum Glück immer meine Mutter begleitet, die mich meistens vor solchen Gesprächen abschirmen konnte. Ihre Nähe empfand ich immer als sehr tröstlich, es machte die Situation wenigstens ein wenig erträglich. Ich habe mich darüber gewundert, dass ich die einzige Patientin war, die während der gesamten Zeit der Chemoanwendung (ca. 3 Stunden) eine Begleitperson bei sich hatte.

Meine Nebenwirkungen sind erträglich

Die Nebenwirkungen haben sich bis zur letzten Chemotherapie im Rahmen gehalten. Am selben Tag Übelkeit und Erbrechen. Das Medikament »Anemet«, das ich gegen diese Beschwerden mit nach Hause bekommen habe, habe ich nie genommen. Ich wollte meinen Körper nicht mit noch mehr Chemie belasten. Die beiden darauf folgenden Tage habe ich mich noch etwas schlapp gefühlt und viel geschlafen. Am meisten hat mir ein juckender Hautausschlag zu schaffen gemacht. Warum der Ausschlag immer am ausgeprägtesten auf der Armseite war, an der ich die Chemo bekommen hatte, konnte sich der Onkologe auch nicht erklären. Danach war ich wieder auf den Beinen und habe mich fit gefühlt. Da ich keine Magendarmbeschwerden hatte und auch keine Probleme mit Schleimhautentzündungen, gab es für mich keine Einschränkung der Nahrungsmittel. Ich habe immer das gegessen, worauf ich Hunger hatte. Wobei ich natürlich seit meiner Erkrankung noch bewusster auf eine gesunde und ausgewogene Ernährung achte. Die wöchentlichen Blutabnahmen waren immer in Ordnung.

Ich versuche, in dieser Zeit ein einigermaßen normales Leben zu führen. Ich verabrede mich z. B. mit meinen Freundinnen und fahre mit meinem Mann fünf Tage nach Paris. Dies ist der Weg, den ich für mich wähle: viel Ablenkung, keine Zeit zum Nachdenken. Meine Familie, meine Freunde und Bekannten bitte ich, mich nicht als Kranke zu behandeln und zu denken, ich müsste jetzt geschont und in Watte gepackt werden. Ich sage ihnen, dass sie genauso mit mir umgehen sollen wie vor meiner Erkrankung. Wenn mir irgendetwas zu viel wird, würde ich es ihnen schon sagen. Ein Problem mit meiner Krankheit hatte ich nicht, ich konnte mit jedem offen darüber reden.

Meine Haare fallen aus

Am Ende des ersten Chemozyklus beginnen meine Haare auszufallen. Ein Moment, vor dem ich größte Angst hatte. Ich lasse mir dann erst einmal die langen Haare kurz schneiden, damit die eigenen Haare nicht aus der Perücke herausrutschen können. Ganz trennen von meinen Haaren konnte ich mich noch nicht. Als ich einige Zeit später aber merkte, dass sie völlig ungleichmäßig ausfallen und ich sie so später nicht hätte wachsen lassen können, bitte ich meinen Mann, mir die verbliebenen Haare abzurasieren. Da es mir jetzt nachts unangenehm kalt mit dem kahlen Kopf wird und ich so viel Wärme verliere, dass ich ständig kalte Füße und Hände habe, schlafe ich jetzt mit einer Mütze.

Aber im Nachhinein muss ich sagen, dass es nicht so schlimm war, wie ich befürchtet hatte. Geholfen hat mir hierbei sicherlich, dass ich mit meiner Perücke überhaupt nicht verändert aussah. Natürlich hat der Blick in den Spiegel wehgetan. Das waren immer die Augenblicke, an denen ich schmerzlich daran erinnert wurde, dass ich krank war. Es hat aber nie einen Tag gegeben, an dem ich mich hängengelassen habe. Ich habe immer Wert darauf gelegt, für mein Selbstwertgefühl, so gut wie möglich auszusehen, was mir durch das Schminken auch ganz gut gelungen ist. Von meiner Sorge, auch die Wimpern und Augenbrauen zu verlieren, bin ich zum Glück verschont geblieben.

Augen zu und durch

Nach meiner zweiten Chemotherapie, die am 2. August stattgefunden hatte, stimmte mein Bauchgefühl nicht mehr. Ich konnte nicht wirklich sagen, woran es lag. Aber ich fühlte, dass irgendetwas nicht stimmte. Ich hatte ernsthaft darüber nachgedacht, die Praxis zu wechseln und hatte mir im Branchenbuch bereits die Anschriften der Praxen in der Nähe herausgesucht, bei denen ebenfalls eine ambulante Chemotherapie möglich war. Warum ich diesen Schritt nicht gegangen bin, kann ich gar nicht genau beantworten. Wahrscheinlich, weil mir der wahre Grund für meine Unruhe nicht bewusst war. Ich habe mich dann gegen einen Wechsel entschieden und mir gesagt: »Augen zu und durch. Die letzten vier Chemos schaffe ich jetzt auch noch.« Damals konnte ich noch nicht ahnen, dass dies ein Fehler war, den ich einmal bitter bereuen werde. Ich hätte auf mein Bauchgefühl hören sollen, so wie ich es sonst auch immer mache.

Hätte ich doch nur auf mein »Bauchgefühl« gehört und die Praxis gewechselt, um die Chemotherapie bei einem Arzt weiterzuführen, dem ich vertrauen konnte.

Als ich montags, 25. Oktober, endlich meine sechste und letzte Chemo hinter mir hatte, war ich extrem erleichtert und glücklich. Das lag aber wohl vor allem daran, dass ich daran glaubte, mit einer positiven Einstellung viel erreichen zu können – eben auch eine Chemotherapie gut zu vertragen. Vor der anstehenden Strahlentherapie hatte ich keine Angst, denn schlimmer als die Chemotherapie konnte es schließlich nicht kommen.

Auch wenn eine Chemotherapie grundsätzlich nichts Angenehmes ist, ist es aber gerade daher sehr wichtig, dass trotzdem das Bauchgefühl stimmt.

Wenn dies nicht der Fall sein sollte, sollte man sich auf jeden Fall zum Vergleich die Gegebenheiten einer weiteren Ambulanz/Praxis ansehen bzw. klären. Bei Zweifeln, wie ich sie hatte, sollte man keinesfalls davor scheuen, auch bei einer bereits laufenden Chemotherapie die Praxis/Ambulanz zu wechseln. Denn man sollte nie vergessen, dass es schließlich um das Wichtigste überhaupt geht: die eigene Gesundheit.

Nachdem das Krankenhaus, in dem ich behandelt wurde, jahrelang darum gekämpft hatte, auch ambulant behandeln zu dürfen, besteht seit Herbst 2006 eine hämatologisch-onkologische Ambulanz. Nach einem stationären Aufenthalt ist nun eine ambulante Weiterbehandlung durch das vertraute ärztliche und pflegerische Team möglich. Die Einrichtung steht für Notfälle Tag und Nacht zur Verfügung. Ich sehe es als sehr zu begrüßende patientenfreundliche Verbesserung an, dass das Brustzentrum die Lücke der eigenen Chemoambulanz schließen konnte.

Ich stelle einen Antrag auf Schwerbehinderung

Mitte September stellte ich beim Versorgungsamt einen Antrag auf Schwerbehinderung. Da ich bereits im Arbeitsheft »Behinderung und Ausweis« des Landschaftsverbandes Rheinland/Hauptfürsorgestelle nachgeschlagen hatte, wusste ich schon, wie der Bescheid ausfallen würde. Nach Entfernung eines malignen Brustdrüsentumors ist in den ersten fünf Jahren eine Heilungsbewährung abzuwarten und bei Entfernung im Stadium T1–2 pN0 M0 wird der Grad der Behinderung auf 50% festgesetzt. Als ich im November den Schwerbehindertenausweis mit einem 50%igen Behinderungsgrad in der Post hatte, liefen schon erst einmal ein paar Tränchen. Es war ein seltsames Gefühl, mein Foto auf dem Ausweis zu sehen und schwarz auf weiß zu haben, behindert zu sein. Es hat eine Weile gedauert, mich von diesem Gedanken lösen zu können.

Chemotherapie

Im Gegensatz zum gesunden Körpergewebe teilen sich Tumorzellen besonders schnell und sind daher in der frühen Teilungsphase besonders verletzlich. Ziel der Chemotherapie ist es, durch Gabe von Zellgiften (Zytostatika) wichtige Stoffwechselvorgänge bei der Zellteilung zu stören. Die Zellen können sich nicht mehr teilen und sterben ab.

Die Zytostatika werden in Tablettenform oder als Infusion verabreicht und wirken im ganzen Körper. Zu unterscheiden wären:

- Neoadjuvante Chemotherapie: Sie erfolgt vor der Operation mit dem Ziel, den Tumor zu verkleinern, um gewebeschonend operieren zu können. Ferner ist die Wirksamkeit der neoadjuvanten Chemotherapie am Rückgang der Tumorgröße direkt erkennbar.
- Adjuvante Chemotherapie: Sie erfolgt Tumorart- und Tumorstadium-abhängig im Anschluss an die Operation. Es soll somit verhindert werden, dass eventuell noch vorhandene Brustkrebszellen nach einer gewissen Zeit wieder wachsen (Rezidiv) und Metastasen bilden.

Wie wirken Zytostatika?

Zytostatika (auch Chemotherapeutika genannt) sind Substanzen zur Krebsbehandlung, die eine hemmende Wirkung auf Wachstum und Teilung von Zellen ausüben. Schnell wachsende Zellen, u.a. Tumorzellen, aber auch Zellen des Blutes, der Schleimhäute sowie der Haarwurzeln, reagieren besonders empfindlich auf Zytostatika. Zytostatika unterscheiden sich untereinander sowohl in der Art der Wirkung als auch in möglichen Nebenwirkungen.

Neu entwickelte Zytostatika bzw. deren Kombinationen sind zum Teil sehr effektiv und gut verträglich und können sowohl bei fortgeschrittenen Krebsstadien als auch im fortgeschrittenen Lebensalter eine Therapieoption sein. Ziel der modernen Krebsbehandlung ist die Heilung. Falls dies aufgrund einer fortgeschrittenen Erkrankung nicht möglich ist, kann der Krebs durch eine nebenwirkungsarme Chemotherapie meist in eine chronische Verlaufsform überführt werden. Das bedeutet im Prinzip, dass durch die Therapie der Krebs nicht komplett entfernt wird, aber über längere Zeit (zum Teil viele Jahre bzw. Jahrzehnte) nicht aktiv ist (das heißt nicht weiter fortschreitet) und keine Symptome verursacht.

INFO

Aufklärungsgespräch

Alle bekannten Nebenwirkungen der anzuwendenden Chemotherapie müssen im Aufklärungsgespräch vom anwendenden Arzt umfänglich und verständlich erklärt werden. Sie müssen schriftlich niedergelegt werden und von Arzt und Patientin unterschrieben werden! Falls notwendig und möglich, sollten Sie immer bei einem fachkompetenten Arzt Ihres Vertrauens eine »Zweitmeinung« einholen!

Nebenwirkungen

Stark wirksame Medikamente (z.B. Zytostatika) haben in der Regel unerwünschte Nebenwirkungen, die unterschiedlich stark und belastend sein können. Entscheidend für den Erfolg versprechenden Einsatz von Zytostatika ist der »therapeutische Index«, das heißt das Verhältnis, in dem die erwünschten Wirkungen zu den unerwünschten Nebenwirkungen stehen. Grundsätzlich unterscheidet man »akute Nebenwirkungen«, z.B. Übelkeit, Erbrechen, Schleimhautentzündungen, Haarausfall, Blutbildveränderungen durch Schädigung des Knochenmarks, Infektions- und Blutungsneigung, Müdigkeit von »chronischen Nebenwirkungen«, z.B. Schädigung des Erbmaterials von körpereigenen Zellen mit Gefährdung für Zweittumore oder Unfruchtbarkeit, Nervenschäden, Müdigkeit, psychosomatische Erkrankungen.

Das Blutbild muss kontrolliert werden

Ein Blutbild wird routinemäßig vor bzw. in bestimmten Phasen der Chemo- und Strahlentherapie bestimmt und umfasst als »kleines Blutbild« die Zellzahlen für

- Leukozyten (= weiße Blutzellen, Abwehrzellen),
- Thrombozyten (= Blutplättchen, regulieren Blutstillung und Wundverschluss),
- Erythrozyten (= rote Blutzellen, regulieren den Sauerstoff- und Kohlendioxidtransport),
- Hämoglobin (= roter Blutfarbstoff, reguliert den Sauerstoff- und Kohlendioxidtransport) sowie
- Hämatokrit (= Prozentanteil der Erythrozyten am Gesamtblut).

Diese Untersuchung ist wichtig, da Krebsstandardtherapien u.a. Auswirkungen auf das Knochenmark und somit auf den Nachschub dieser Zellen haben können und im Extremfall zu Blutungsneigung, Infektionsgefahr oder Herz-Kreislauf-Problemen wegen Anämie (Blutarmut) führen können. Des Weiteren erlaubt das Blutbild Auskunft über die Fortsetzung der Therapiemaßnahmen!

Zytostatika können zur Unfruchtbarkeit führen!

Zytostatika, die als Chemotherapie verabreicht werden, greifen in die Zellteilung ein. Da sie meist unspezifisch wirken, treffen sie nicht nur Tumorzellen, sondern auch andere Körperzellen, z.B. auch in Eierstöcken, Gebärmutter und Hoden. Dies kann für Frauen und Männer zur Einschränkung der Fruchtbarkeit führen. Das Risiko für eine Schädigung der Fruchtbarkeit hängt ab von Art und Dosis der Chemotherapie. Obgleich alle Zytostatika schaden können, ist bei der Gabe von sogenannten Alkylantien (z.B. Cyclophosphamid, Ifosfamid, Thiotepa), von Platinverbindungen (Cisplatin, Carboplatin) und von einigen häufig benutzten Kombinations-Chemotherapien die Wahrscheinlichkeit der Schädigung besonders groß.

Wichtig

Sie sollten auf jeden Fall die Auswirkungen der vorgesehenen Chemotherapie auf die Fruchtbarkeit mit Ihrem behandelnden Onkologen besprechen, um eventuelle Schutzmaßnahmen ergreifen zu können (siehe S. 92–98).

Zur Frage, wie groß die Chance ist, dass die Fruchtbarkeit bei Frauen und Männern nach Chemotherapie erhalten bleibt, sind verlässliche Aussagen derzeit nicht möglich. Ausgeschlossen sind Schwangerschaften nach einer Chemotherapie nicht, nicht einmal während einer Chemotherapie.

Ambulante Chemotherapie

Chemotherapien bei Brustkrebs werden in der Regel ambulant durchgeführt, das heißt, die Patientin begibt sich für die Dauer der Chemotherapie in die Betreuung einer onkologischen Praxis, Tagesklinik oder eines Therapiezentrums, das durchaus auch einer Klinik oder einem Brustzentrum angehören kann.

Therapie

Eine stationäre Versorgung ist in den allermeisten Fällen nicht erforderlich, da ein ausreichendes Nebenwirkungsmanagement für die Patientin auch im häuslichen Bereich möglich ist und da eine Notfallversorgung gewährleistet werden kann. Die ambulante Chemotherapie wird von der Mehrzahl der Patientinnen einer stationären Chemotherapie vorgezogen, da in der gewohnten häuslichen Umgebung die »Gesundung« leichter fällt, da vertraute Gewohnheiten aufrechterhalten werden können, z.B. Schlafrhythmus, Ernährungsgewohnheiten, sportliche, spirituelle, künstlerische Aktivitäten und Kontakte.

CHECKLISTE

Eine geeignete Praxis/Klinik finden

Bitte wählen Sie die Praxis oder Klinik, in der die ambulante Chemotherapie erfolgen soll, kritisch aus. Hinterfragen Sie wohlklingende Werbeaussagen, wie z.B. »Sie werden in freundlicher Atmosphäre in großzügigen Räumen, auf modernen automatisch einstellbaren Liegen, in Behandlungszimmern für höchstens 2–3 Patienten, von qualifiziertem, erfahrenem Personal, unter Einhaltung höchster Diskretion etc. behandelt.« Die Realität kann leider ganz anders aussehen. Die folgenden Fragen sollen Ihnen bei der Auswahl helfen; falls Sie die Möglichkeit dazu haben, kann es auch sehr aufschlussreich sein, Patientinnen, die dort bereits in Behandlung sind, zu befragen.

- ☐ Werden nur wenige Patienten gleichzeitig in einem angemessen großen, freundlichen, hellen Behandlungsraum behandelt?
- ☐ Gibt es eine Rückzugsmöglichkeit?
- ☐ Ist der Onkologe während der Chemotherapie anwesend und ansprechbar?
- ☐ Sind Begleitpersonen erlaubt?
- ☐ Gibt es ein Notfallmanagement vor Ort?
- ☐ Ist das Pflegepersonal geschult und patientenfreundlich?
- ☐ Gibt es eine psychoonkologische oder psychosoziale Betreuung?
- ☐ Gibt es ein ganzheitliches Versorgungskonzept, das heißt wird fachübergreifend mit Psychologen, Physiotherapeuten und Komplementärmedizinern zusammengearbeitet?

Wenn Sie alles mit Ja beantworten können, spricht das für die ausgewählte Praxis oder Klinik. Bei mehren Neins sollten Sie die Suche lieber noch fortsetzen.

Rezidive

Ein Rezidiv (auch Rückfall genannt) ist das erneute Auftreten eines Tumors an seinem Ursprungsort nach erfolgter Behandlung. Ursache ist meist eine unvollständige Entfernung des Tumors. Die erfolgreiche Therapie von Rezidiven sollte (falls möglich) internationalen Leitlinien folgen!

Schläferzellen

Bereits vor der operativen Entfernung eines Tumors können sich einzelne Krebszellen abgesiedelt haben und sind über Blut- oder Lymphsystem in andere Organe gelangt. Diese abgesiedelten Krebszellen können jahrelang in einem »Ruhezustand« verharren, ohne dass Zellteilungen erfolgen (= »Schläferzellen«). Chemotherapien können diese »Schläferzellen« nicht angreifen, da sie sich nicht teilen. Irgendwann (der auslösende Reiz ist bislang vollkommen unbekannt) können diese »Schläferzellen« mit der Teilung beginnen und Metastasen bzw. Rezidive bilden.

Verhütung

Während der Brustkrebsbehandlung, insbesondere während und nach der Chemotherapie, sollten Sie möglichst nicht schwanger werden. Denn in den ersten drei Monaten der Schwangerschaft (Embryonalzeit) entstehen die Organe des Embryos. In dieser Phase ist er am empfindlichsten gegenüber Außeneinwirkungen. Es besteht ein hohes Risiko für Fehlbildungen durch eine gleichzeitige oder nah zurückliegende Chemotherapie.

Wenn der Brustkrebs hormonrezeptorpositiv ist

Ist der Brustkrebs östrogen- und/oder progesteronrezeptorpositiv, dürfen Sie keine Verhütungsmittel auf hormoneller Basis verwenden. Das heißt Mikropille, Minipille, Vaginalring, Pflaster, Implantate sollten nicht verwendet werden. Die hierin enthaltenen Hormone würden die möglicherweise verbliebenen Tumorzellen in ihrem Wachstum stimulieren und damit das Risiko des Wiederauftretens des Tumors (Rezidiv) steigern. Auch bei einer hormonfreisetzenden Spirale gelangen geringe Hor-

Therapie

monmengen in den Körper. Die Anwendung ist daher zu vermeiden.

Die mechanischen Verhütungsmethoden (Kondom, Portiokappe) und die Zeitwahlmethode sind zwar hormonfrei, aber durch ihre geringere Zuverlässigkeit als Verhütungsmittel nur eingeschränkt und nach entsprechender gründlicher Aufklärung geeignet.

Die Verwendung einer Kupferspirale ist auch bei hormonempfindlichem Brustkrebs ohne Einfluss auf den Erkrankungsverlauf. Eine Kupferspirale kann nach entsprechender Vorbereitung auch bei einer Frau vor ihrer ersten Schwangerschaft eingesetzt werden. Vorab sollte überprüft werden, ob es eine lokale bakterielle Fehlbesiedlung in der Scheide oder dem Gebärmutterhals gibt, die dazu führen könnte, dass sich die Eileiter nach Einsatz der Spirale entzünden könnten. So eine Infektion könnte zum Verschluss der Eileiter und zu Unfruchtbarkeit führen.

Negativer Hormonrezeptorstatus

Bei rezeptornegativen, also hormonunempfindlichen, Tumoren bestehen keine erkrankungsbedingten Einschränkungen in der Wahl der Verhütungsmethode.

Tipp

Anerkennung einer Schwerbehinderung

Patientinnen mit Brustkrebs (oder anderen Krebsarten) haben einen gesetzlichen Anspruch auf Anerkennung einer Schwerbehinderung und auf einen Schwerbehindertenausweis. Die Festlegung der Minderung der Erwerbstätigkeit richtet sich nach dem ärztlichen Befundbericht und wird vom zuständigen Versorgungsamt bearbeitet. Bei Veränderungen des Gesundheitszustandes wird die Minderung entsprechend angepasst. Die Vorteile umfassen insbesondere verbesserten Kündigungsschutz, zusätzlichen Urlaubsanspruch und steuerliche Vergünstigungen.

Was Sie Ihren Onkologen fragen sollten

Es gibt sehr wichtige Fragen und Themen, die Sie vor der Chemotherapie mit Ihrem Onkologen klären und besprechen sollten, um sicher zu sein, tatsächlich die für Sie persönlich optimale Therapie zu erhalten. Der Fragenkatalog unterstützt Sie dabei, alle grundsätzlichen Punkte mit Ihrem Arzt abzuklären. Wir schlagen vor, diese Liste regelrecht »abzuarbeiten« und sich die Antworten zu notieren. Zuhause können Sie dann alles noch einmal nachlesen und bei Bedarf beim nächsten Termin nachhaken, falls Ihnen doch Bedenken gekommen sind oder Ihnen das Vorgehen noch nicht ganz klar ist.

- Warum wird in meinem Fall eine Chemotherapie empfohlen?
- Wie sieht die Behandlung aus?
  - Wo und wann wird sie durchgeführt?
  - Wie lange dauert sie?
- Auf welcher Grundlage erfolgt die Empfehlung des Chemotherapieschemas?
- Erfolgt die Behandlung stationär oder ambulant?
- Wie sind die Erfolgsaussichten?
  - Ist Heilung möglich?
  - Oder wird die Überlebenszeit verlängert?
  - Oder sollen Komplikationen oder Beschwerden gelindert werden?
- Wie wird der Behandlungserfolg kontrolliert?
- Welche Zytostatika (Medikamente) will der Onkologe verabreichen? Wie wirken diese?
- Ist eine Teilnahme an Therapiestudien möglich?
- Welche Untersuchungen sind vor, während und nach der Therapie erforderlich?
- Mit welchen Nebenwirkungen oder Komplikationen muss ich während der Therapie rechnen? Wie lange dauern sie an?
- Welche Medikamente erhalte ich als Schutz vor den Nebenwirkungen?
- Was kann ich selbst zusätzlich tun, um die Nebenwirkung möglichst gering zu halten?
- Wie beeinflusst die Therapie meinen Alltag?
  - Darf ich weiter arbeiten?
  - Darf ich weiter Sport treiben?
  - Darf ich verreisen?
- Gibt es Spätfolgen?
- Wie wirkt sich die Chemotherapie auf die Fruchtbarkeit aus? (Falls Sie noch Kinder bekommen möchten, sollten Sie dieses Thema unbedingt ansprechen.)
- Wie sind die Möglichkeiten, die Eierstöcke während der Chemotherapie zu schützen (= Ovarschutz)?
- Kooperiert die Praxis/Klinik mit einem Zentrum für Fertilitätsfragen?
- Welche Auswirkungen hätte es, wenn ich mich gegen die Chemotherapie entscheide oder sie erst zu einem späteren Zeitpunkt durchführen lasse?

Therapie

Kosmetische Tipps

Vielen betroffenen Frauen wird es trotz des Schocks der Krebsdiagnose und der teilweise erheblichen körperlichen Beschwerden der Chemotherapie sehr wichtig sein, auf ihr Äußeres Wert zu legen. Da dies aus psychologischen Gründen zur Steigerung des Selbstwertgefühls und dem leichteren Umgang mit den Behandlungsfolgen sehr sinnvoll ist, wollen wir Ihnen einige Tipps geben:

- Bei Haarausfall haben Sie die Möglichkeit, Ihren »kahlen« Kopf unter einem gebundenen Tuch, einem Hut oder einer Perücke zu »verstecken«. Wenn Sie sich für eine Perücke entscheiden sollten, nehmen Sie sich beim Kauf die nötige Zeit und Ruhe zum Probieren, damit das gewählte Modell auch tatsächlich dem entspricht, was Sie sich wünschen. Optimal ist es, wenn Sie im Fachhandel die Möglichkeit haben, mithilfe eines Computers und einem eingescannten Foto von Ihnen die unterschiedlichen Frisuren, Haarfarben und -längen virtuell testen zu können.
- Ausgefallene Augenbrauenhärchen können Sie entweder selbst nachzeichnen oder mit einem Permanent-Make-up von einer ausgewiesenen Fachkosmetikerin kaschieren lassen. Sollten Sie sich für die erste Variante entscheiden, empfehlen wir Ihnen, sich bei einer Kosmetikerin beraten und anleiten zu lassen, wenn Sie unsicher bei der typgerechten Schwungführung der Braue und der richtigen Wahl des Farbtons des Liners sein sollten.
- Fehlende Wimpern können mit einem Lidstrich kaschiert werden. Sollten Sie unsicher bei der Ausführung sein, bitten Sie eine Kosmetikerin, Ihnen die gekonnte Strichführung vorzumachen.
- Hautprobleme (Rötungen oder geplatzte Äderchen), die durch die Chemotherapie verursacht wurden, und die Operationsnarbe lassen sich mit einer Camouflage (im Fachhandel erhältlich) gut verdecken. Da die Camouflage mehr Pigmente enthält als eine normale Foundation, deckt sie Hautveränderungen wesentlich besser ab. Zudem ist sie wasser- und hitzebeständig.
- Die Gesellschaft »DKMS Life«, die von großen namhaften Kosmetikunternehmen unterstützt wird, bietet bundesweit in vielen Kliniken, Krebsberatungsstellen und sonstigen medizinischen Einrichtungen Kosmetikkurse für Krebspatientinnen in Therapie an. Die Teilnahme sowie eine Auswahl an Kosmetikprodukten sind für die Patientin kostenlos. Weitere Informationen finden Sie unter www.dkms-life.de

Meine Brust wird bestrahlt

Bereits vier Tage nach meiner letzten Chemo hatte ich am 29. Oktober um 9.00 Uhr in einer Strahlenklinik einen Besprechungstermin für die anstehende Strahlentherapie. Der Chefarzt informierte mich darüber, dass das Bestrahlungsfeld für mich individuell geplant wird, um in der Zielregion die gewünschte Dosis zu erzielen, gleichzeitig aber das umliegende gesunde Gewebe bestmöglich zu schonen. Um dies zu erreichen, wird das zu behandelnde Zielgebiet über verschiedene Strahlrichtungen angegangen.

Ich erfuhr, dass 26 Bestrahlungen der gesamten rechten Brust und der angrenzenden Thoraxwand mit einer Gesamtdosis von 50 Gy und anschließend noch fünf Booster mit einer Gesamtdosis von 10 Gy durchgeführt werden würden. Der Chefarzt erklärte, dass es sich bei einem Boost um eine lokale Aufsättigung des Tumorbettes mit einer höheren Strahlendosis handelt, durch den die lokale Rezidivrate weiter gesenkt werden kann. Eine Strahlentherapie der Achsellymphknoten sei bei mir zum Glück nicht erforderlich, da ich sonst mit nicht unerheblichen Risiken hätte rechnen müssen (Lymphödem und Nervenschädigung). Hätte ich mich also gegen die Nachbestrahlung entschieden, hätte ich ein wesentlich höheres Risiko, erneut Brustkrebs zu bekommen. Aber auch ohne diese Informationen hätte ich nie darüber nachgedacht, die Strahlentherapie abzulehnen.

> Ich war sehr überrascht, was da an Nebenwirkungen alles auf mich zukommen könnte.

Im Anschluss hatte ich noch ein Gespräch mit einer Ärztin, die mich über mögliche Nebenwirkungen und Spätfolgen aufklären sollte. Sie war sehr überrascht darüber, wie gut es mir körperlich ging, obwohl meine letzte Chemo erst vier Tage her war. Es folgte ein sehr informatives Gespräch, für das sie sich viel Zeit genommen hat. Die »dokumentierte Patientenerklärung: Strahlenbehandlung bei Brustdrüsenerkrankungen«, die sie mir zur Unterschrift vorlegte, hat sie vorab Punkt für Punkt mit mir besprochen. Wobei sie stets bewertet hat, mit welchen Nebenwirkungen ich rechnen müsste und welche aufgrund der Gesamtstrahlendosis und des Bestrahlungsfeldes sehr unwahrscheinlich wären. Kopfschmerzen, leichte Übelkeit und Erbrechen und Müdigkeit (Strahlenkater) könnten eintreten; Trockenheit und Rötung der Haut kämen regelmäßig vor.

Da bei mir die rechte Brust bestrahlt werden sollte und somit mein Herz nicht oder nur gering im Bestrahlungsfeld liegen wird, brauchte ich nicht zu befürchten, ein erhöhtes Risiko zu haben, an einer Schädigung des Herzmuskels oder der Herzkranzgefäße zu erkranken. Ein Exemplar der Erklärung händigte sie mir aus, damit ich mir dieses zu Hause nochmals in Ruhe durchlesen konnte und mich bei Fragen wieder an sie oder einen Kollegen wenden konnte. Sie teilte mir mit, dass ich den bestrahlten Hautbereich nicht waschen darf und riet mir, ihn mehrmals täglich mit einem hautschonenden und entzündungshemmenden Babypuder zu pflegen. Das Tragen von engen und scheuernden Oberteilen sollte ich möglichst vermeiden.

Für die optimale Bestimmung des Bestrahlungsfeldes wurde ein CT-Plan erstellt und nach der Feldeinzeichnung, bei der die für mich errechneten richtigen Eintrittsfelder der Strahlenbündel auf die Haut gezeichnet wurden, war dann dienstags, 9. November um 9.50 Uhr meine erste Bestrahlung. Da ich völlig angstfrei und entspannt war, habe ich sie wohl als völlig harmlos empfunden. Weniger als zwei Minuten Bestrahlung aus zwei Winkeln, von der ich überhaupt nichts gemerkt habe. Nur durch das Brummen, das der Linearbeschleuniger erzeugte, wusste ich, dass überhaupt etwas passierte. Schon ein seltsames Gefühl, dass etwas, das man überhaupt nicht spürt, so machtvoll sein soll, Krebszellen zerstören zu können. Es folgte jetzt montags bis freitags das tägliche morgendliche Ritual der Bestrahlung und gelegentliche ärztliche Kontrolluntersuchungen der Haut und Klärung, ob irgendwelche Nebenwirkungen bzw. Beschwerden bestehen.

Die Atmosphäre war überhaupt nicht mit der Praxis des Onkologen, in der ich die Chemotherapie erhalten hatte, zu vergleichen. Auch hier herrschte natürlich aufgrund der Vielzahl der Patienten ein »Massenbetrieb«, den ich als solchen aber nicht empfunden habe. Im Wartezimmer saßen keine schimpfenden Patienten, die sich über die miserablen Zustände beschwerten und die Ärzte und das gesamte Personal waren sehr freundlich und immer bemüht, es einem so angenehm wie möglich zu machen. Es gab für mich nichts zu kritisieren. Und vor allem wurde hier die Diskretion gewahrt.

Strahlentherapie

Nach Brustkrebsoperationen (brusterhaltende Operation, BET, sowie nach Entfernung der Brust, Ablatio) wird eine Bestrahlung der Brustdrüse einschließlich der Wand des Brustkorbes anempfohlen. Ziel der Strahlentherapie ist es, eventuell in der Restbrust oder in den regionalen Lymphknoten verbliebene, mikroskopisch kleine Tumorreste oder kleinste Metastasen zu zerstören. Denn auch die sorgfältigste Operation mit einer Entfernung des Tumors im Gesunden (tumorfreie Resektionsränder) kann nicht verhindern, dass einzelne Krebszellen, die eventuell in der Brust verblieben sind, ein erneutes Tumorwachstum (Rezidiv) bewirken können. Durch die Strahlentherapie kann das Risiko eines Wiederauftretens des Brustkrebses im Brustbereich signifikant reduziert werden.

Wie sie funktioniert

Ein sogenannter Linearbeschleuniger sendet die energiereichen Strahlen aus, die die Tumorzellen zerstören sollen. Dabei ist das Erbgut im Zellkern der empfindlichste Angriffpunkt, und zwar dann, wenn die Zelle sich gerade teilt. Da bösartige Krebszellen sich häufig teilen, ist die Chance, dass die Strahlen sie gerade in dieser Phase erwischen, besonders groß. Allerdings werden auch gesunde Zellen in der Teilungsphase von den Strahlen geschädigt, wobei sie – anders als die Krebszellen – über zelleigene Reparaturmechanismen verfügen.

Die Dosis der Strahlentherapie wird nach einem englischen Physiker »Gray« genannt, Gy abgekürzt. Dabei darf die Tagesdosis 2 Gy nicht überschreiten, damit sich die gesunden Zellen nach den Strahlenattacken regenerieren können. Je nachdem wie hoch die erforderliche Gesamtdosis ist, ergibt sich eine Strahlenbehandlung über mehrere Wochen, wobei täglich jeweils nur wenige Minuten bestrahlt wird. Meist ist eine ambulante Behandlung möglich, was aber auch bedeutet, dass Sie jeden Tag (immer montags bis freitags) in die Strahlenklinik fahren müssen.

Therapie

Meist ist die Bestrahlung eine ergänzende (adjuvante) Maßnahme

Eine Strahlentherapie kann je nach Indikation folgendermaßen eingesetzt werden:

- Als kurative (= heilende) Maßnahme bei manchen Krebsfrühstadien.
- Meist wird sie adjuvant, also als ergänzende Maßnahme nach operativer Entfernung eines Tumors verwendet.
- Selten kommt die Strahlentherapie neoadjuvant (= vor der Operation und in Kombination mit Chemotherapie) zum Einsatz, dies ist insbesondere bei inflammatorischem Brustkrebs der Fall.
- Die palliative Strahlentherapie wird zur Linderung von Beschwerden bzw. zur Verbesserung der Lebensqualität verwendet.

Nebenwirkungen

Da die Strahlentherapie heutzutage mit hochentwickelten Bestrahlungsgeräten und innovativer Technik als möglichst schonende und zielgerichtete Maßnahme erfolgt, sind auch die Nebenwirkungen in der Regel eher milde. Unter anderem können folgende Reaktionen auftreten:

- Hautreaktionen, z.B. einem Sonnenbrand ähnliche Entzündung, Rötung, Schuppung, Austrocknung, Schädigung der Schweißdrüsen, Haarausfall, Pigmentierungsstörung sowie Einrisse.
- Übelkeit, Unwohlsein, Beeinträchtigung des Allgemeinbefindens.
- Müdigkeit, Abgeschlagenheit, depressive Verstimmung.
- Lymphödem an Arm oder Brustkorb/Rücken.

Tipp

Die Haut pflegen und Nebenwirkungen abmildern

Sie können die Strahlenfolgen verhindern bzw. abmildern:

- Verzichten Sie auf hautreizende Stoffe (Seifen, Deodorants, Sprays).
- Sie dürfen sich lediglich mit klarem Wasser waschen und die Haut dabei keinesfalls reiben oder abrubbeln.
- Pflegen Sie die bestrahlten Hautbezirke besonders sorgfältig, wobei Sie darauf achten müssen, die aufgezeichnete Markierung nicht zu verwischen. Am besten fragen Sie vorab den behandelnden Arzt, welche Pflegeprodukte Sie verwenden dürfen.
- Tragen Sie lockere, weiche Kleidung und verzichten auf alles, was einengt, scheuert oder kratzt. Lassen Sie auch den BH lieber weg.
- Versuchen Sie, körperlich aktiv zu bleiben und gehen häufig an die frische Luft, ideal sind regelmäßige Ausdauersportarten mit mäßiger Belastung, z. B. Gehen, Walken, Radfahren.
- Achten Sie auf vollwertige Ernährung, die viel Obst, Gemüse und Getreide enthält; zwingen Sie sich aber nichts auf, was Ihnen nicht schmeckt.
- Sorgen Sie für ausreichend Schlaf und bei Bedarf auch für Erholungsphasen tagsüber.
- Es gibt vielfältige psychoonkologische und psychosoziale Begleitungsmöglichkeiten (u. a. Gesprächstherapie, Entspannungsübungen, Visualisierungsübungen, Kreativübungen) und auch körperlich unterstützende Maßnahmen wie Lymphdrainage, Kompressionstherapie, Krankengymnastik. Nutzen Sie die Angebote, die Ihnen jetzt guttun.

Eine Welt bricht zusammen – doch kein Kind?

Beim Abschlussgespräch mit anschließender Untersuchung (EKG, Sonographie der Leber und Besprechung des großen Blutbildes), das ich montags, 15. November, bei dem Onkologen hatte, teilte ich ihm mit, dass ich zur Nachsorge wieder zu dem Professor gehen würde, der mich operiert hatte. Das ist wohl nicht üblich und war ihm auch nicht recht, aber das konnte mir ja egal sein. Ich fühlte mich hier nicht gut aufgehoben und hatte nach der unangenehmen Chemotherapieerfahrung eine regelrechte Abneigung gegen die Praxis entwickelt.

Da mich immer häufiger ein unbestimmtes Angstgefühl ergriff und meine Intuition mir sagte, dass etwas nicht stimmt, informierte ich mich selbst über mögliche Nebenwirkungen der Chemotherapie in entsprechender Patienten- und Fachliteratur und über das Internet. Als wäre es erst gestern gewesen, weiß ich noch ganz genau, wie entsetzt ich war, als ich erfuhr, dass es durch die negative Wirkung auf die Keimdrüsen zu einer dauerhaften Unfruchtbarkeit kommen kann. Es war ein Fall ins Bodenlose. Plötzlich war da nur noch ein großes schwarzes Loch.

Wenn die Regel ausbleibt

Ich war völlig aufgelöst und musste mir Gewissheit verschaffen. Als ich dann endlich den Mut fand, den Onkologen anzurufen, bestätigte er mir, dass es aufgrund der Chemotherapie zu einem dauerhaften Wegfall der Regelblutung und damit zur Unfruchtbarkeit kommen kann. Warum hatte er mir das nicht vorher gesagt? Ich war völlig schockiert! Er, als mein behandelnder Onkologe, hatte schließlich die Aufgabe und die Pflicht, mich umfassend über mögliche Nebenwirkungen der Chemotherapie aufzuklären. Dies schon alleine durch den von mir konkret angesprochenen Punkt einer späteren Schwangerschaft.

Natürlich wollte ich jetzt von ihm wissen, wie hoch genau das Risiko ist. Er sprach von ca. 20–30 %. Später habe ich gelesen, dass bei 40 % der Frauen vor den Wechseljahren, die mit einer anthrazyklinhaltigen Chemotherapie behandelt wurden, dauerhaft die Regel ausblieb. Wobei die Wahrscheinlichkeit mit zunehmendem Alter steigt.

Ich war mit all meinen Sorgen allein. – Für den Onkologen war der »Vorgang« erledigt und er wird sich keine Gedanken mehr darüber gemacht haben.

Ich fragte ihn, was ich denn nun machen könnte, um zu erfahren, ob ich tatsächlich unfruchtbar geworden bin. Zumal ich am 23. August, am Tag meiner dritten Chemotherapie, meine letzte Regelblutung hatte. Er antwortete mir, dass dies im Moment nicht möglich sei und empfahl mir, sechs Monate nach Ende der Chemotherapie einen Hormontest machen zu lassen. Wenn ich Glück hätte, wüsste ich dann vielleicht schon mehr. Hatte er überhaupt eine Vorstellung davon, wie lang vier Monate werden können? Ich war so empört und erregt, dass meine Stimme versagte, und ich beendete das Telefonat.

Ich hatte nicht den Eindruck, dass es ihm daran gelegen war, sich meines Problems anzunehmen bzw. weiter damit zu beschäftigen. Ansonsten hätte er wohl einen anderen Weg gewählt, um mit mir meine Fragen zu besprechen, z.B. durch ein persönliches Gespräch in seiner Praxis. So aber hat er mich mit allen meinen Ängsten, Sorgen und Fragen alleine gelassen – und dies kurz vor den Weihnachtstagen.

Mittwoch, den 22. Dezember, hatte ich den letzten Bestrahlungstermin. Eigentlich hätte dies ein Tag der Freude sein sollen, endlich den langen Weg der Krebstherapie hinter mich gebracht zu haben. Aber glücklich und befreit konnte ich mich nicht fühlen. Es war mehr als nur eine Ahnung, dass mir meine schlimmste Zeit erst bevorstehen würde.

Die Bestrahlung habe ich gut überstanden

Durch die Zeit der Bestrahlung bin ich gut durchgekommen. Auch von Müdigkeit keine Spur. Vielleicht lag es daran, dass ich, wie schon bei der Chemotherapie, nie darauf gewartet habe, dass sich irgendwelche Beschwerden einstellen. Ich glaube daran, dass zumindest in einem gewissen Maß einiges über den Kopf gesteuert werden kann und Behandlungen und Medikamente effektiver sind, wenn man von deren positiver Wirkung überzeugt ist.

Nur in der Schlussphase hatte sich meine Haut leicht gerötet und etwas geschuppt. Gegen die Schuppung habe ich dann wieder die rückfettende dexpanthenolhaltige Salbe verwendet, mit der ich bereits kurz nach der OP begonnen hatte, morgens und abends meine Narbe und die Brust zu massieren und zu pflegen. Da meine Haut die Bestrahlung gut überstanden hatte, teilte mir die Ärztin mit, dass ich nun wieder duschen konnte – wenigstens etwas, auf das ich mich freuen konnte. Kein Stress mehr bei der täglichen Körperpflege, die Haut im Bestrahlungsfeld nicht nass werden zu lassen und die Einzeichnungen nicht zu verwischen. Ich wurde darauf hingewiesen, dass auch Wochen nach der Strahlentherapie noch Hautreaktionen auftreten können. Ich erhielt für den 8. März 2005 einen Nachsorgetermin.

Tabuthema »Schwangerschaft nach Brustkrebs«

In den folgenden Tagen war ich wie besessen davon, herauszufinden, wie es überhaupt zu der Unfruchtbarkeit kommen kann und wie ich Gewissheit darüber erhalte, ob ich unfruchtbar geworden bin. Ich weiß nicht mehr, wie viele Stunden ich in Büchern gelesen und im Internet nach entsprechenden Informationen gesucht habe. Ein Unterfangen, das sich als sehr mühselig herausgestellt hat, denn bei dem Thema »Schwangerschaft nach Brustkrebs« handelt es sich um ein absolutes »Stiefkind« der Literatur. Es findet kaum Berücksichtigung und scheint immer noch ein Tabu-Thema zu sein. Etwas, das nicht zusammenpasst und sich nicht gehört. Ein Kind als etwas absolut Lebensbejahendes scheint für viele im Widerspruch zur Krebserkrankung zu stehen, die häufig mit Tod assoziiert wird.

Viel entsetzlicher für mich war aber, als ich dann auch noch selbst herausfinden musste, dass es Möglichkeiten gegeben hätte, mich vor einer möglichen Unfruchtbarkeit zu schützen (siehe S. 92 ff.). Ich erfuhr, dass man durch die Gabe eines sogenannten GnRH-Agonisten die Eierstöcke »ruhigstellen« kann und dadurch die Follikel vor der negativen Wirkung der Chemotherapie geschützt werden können. Durch meinen hormonrezeptornegativen Status hätte die Gabe eines GnRH-Agonisten während der Chemotherapie genügt.

Bis heute ist es für mich nicht nachvollziehbar, warum der Onkologe es unterlassen hat, mit mir über einen möglichen Ovarschutz zu sprechen.

Ich verstehe nicht, warum der Onkologe das Thema Ovarschutz nicht standardmäßig mit allen seinen Patientinnen, die sich noch vor den Wechseljahren befinden, bespricht. Er hat sich nie für dieses Versäumnis bei mir entschuldigt, obwohl ich ihm in einem Brief meine Gedanken und Sorgen mitteilte und ihn danach noch einmal zu einem klärenden Gespräch getroffen habe – in der Hoffnung, meine Wut und Verzweiflung loslassen zu können, um endlich meinen Seelenfrieden zu finden. Immerhin habe ich ihm einige Verbesserungsvorschläge für seine Praxis machen können, die er ja vielleicht berücksichtigt.

Schutzmöglichkeiten bei Kinderwunsch

Die Eierstöcke beherbergen einen Vorrat von Eizellen, der kontinuierlich in der Zeit der Geschlechtsreife »aufgebraucht« wird. Während der »fruchtbaren« Jahre einer Frau treten kontinuierlich ruhende, frühe Follikel (Primordialfollikel) in die Wachstumsphase ein, wobei jedoch pro Monat in der Regel nur bei einem Follikel eine reife Eizelle zum Eisprung kommt.

Wirkung der Chemotherapeutika auf die Eierstöcke

Die zytotoxische Wirkung der Chemotherapie wirkt sich auf die »gelagerten« und die heranwachsenden Follikel in den Eierstöcken aus. Die Anzahl der Follikel wird durch eine Chemotherapie erheblich reduziert. Wahrscheinlich werden dabei sowohl die Versorgungszellen der Eizelle im Follikel, als auch Blutgefäße zur Durchblutung des Eierstocks so stark in ihrer Struktur zerstört, dass die Follikel und die darin enthaltenen Eizellen zugrunde gehen. Der Follikelverbrauch kann im schlimmsten Fall so hoch sein, dass am Ende der Chemotherapie das Eizellreservoir so weit aufgebraucht wurde, dass kein normaler Monatszyklus mehr möglich ist.

Verfrühte Menopause

Als Folge der irreversiblen Erschöpfung der Eizellvorrates, sowohl in der natürlichen als auch in der durch Chemotherapie bedingten Phase des menopausalen Übergangs (die Jahre, die der Menopause unmittelbar vorausgehen), kommt es zunehmend seltener zu Eisprüngen, häufig gepaart mit einer Verkürzung oder Unregelmäßigkeit des Menstruationszyklus. Bei vollständigem Erlöschen der zyklischen Aktivität des Eierstocks tritt die Menopause oder das Klimakterium ein (Definition: keine Monatsblutung seit 12 Monaten).

Das Ausmaß der ovariellen Schädigung durch die Chemotherapie ist variabel. Es hängt unter anderem vom Lebensalter der Betroffenen und der Art der verwendeten Medikamente, deren Dosierung sowie Anwendungsdauer ab. Aus der Tabelle können Sie ersehen, was man über die ovarielle Schädigung verschiedener Chemotherapeutika weiß.

Auswirkungen unterschiedlicher Chemotherapeutika auf die Eierstöcke

Substanz	Auswirkungen auf die Eierstöcke
Busulfan	gesicherte ovarielle Schädigung
Cyclophosphamid (CPA)	
Chlorambucil	
Cisplatin	ovarielle Schädigung wahrscheinlich
Doxorubicin (DOX)	
Vinblastin (VLB)	
5-Fluorouracil (5-FU)	ovarielle Schädigung unwahrscheinlich
Methotrexat (MTX)	
Vincristin (VCR)	
Bleomycin	unbekannter ovarieller Effekt
Daunorubicin	
Vindesin	

Die Eierstöcke kurzzeitig »ruhigstellen«

Kann man die Eierstöcke vor den zytotoxischen Auswirkungen der Chemotherapie schützen? Die einzige medikamentöse Möglichkeit, die zurzeit in der Praxis auch verfügbar ist, ist die Behandlung mit einem GnRH-Analogon (z.B. »Zoladex«). Dies führt zu einer reversiblen Unterdrückung der ovariellen Aktivität. Die gehemmte Ausschüttung der Steuerhormone des Eierstocks (FSH und LH) aus der Hirnanhangdrüse unterbricht das Follikelwachstum im Eierstock. Inwieweit die Verminderung des ovariellen Stoffwechsels und seiner Durchblutung einen Schutz der Eierstockfunktion vor dem zytotoxischen Effekt einer Chemotherapie gewährleistet, ist umstritten.

Therapie

Die meisten Untersuchungen zu dieser Frage beschreiben als Beurteilungskriterium zum Erhalt der Eierstocksfunktion das Wiederauftreten der Zyklusblutung nach deren Unterbrechung durch eine Chemotherapie. Die Menstruationsblutung ist aber nicht gleichbedeutend mit dem Schutz der Eierstocksfunktion oder dem Erhalt der Fruchtbarkeit. Es liegen noch keine überzeugenden Studiendaten vor, die den zuverlässigen Schutz der Eierstocksfunktion durch GnRH-Analoga bestätigen. Allerdings gibt es in den meisten Erkrankungssituationen auch keinen Grund, einen Schaden durch die GnRH-Analoga-Anwendung zu vermuten. Einer Anwendung eines GnRH-Analogons als Therapieversuch steht dann nichts im Wege, im schlimmsten Fall ist sie wirkungslos.

Vorsicht bei hormonrezeptorpositivem Brustkrebs!

Ausnahmen könnten GnRH-Rezeptoren tragende Tumoren und das östrogen- und progesteronrezeptorpositive und daher hormonempfindliche Mammakarzinom darstellen. In dieser Situation ist große Vorsicht geboten. Das GnRH-Analogon wird zwar im Rahmen einer antihormonellen Behandlung eines Mammakarzinoms nach einer Chemotherapie häufig sehr wirkungsvoll eingesetzt. Es ist allerdings denkbar, dass die vorzeitige, also vor Beginn der Chemotherapie, durchgeführte antihormonelle Therapie (GnRH-Analogon) die Wirksamkeit der Chemotherapie und/oder der Strahlentherapie negativ beeinflusst. Es liegen keine klaren Studienergebnisse zur präzisen Einschätzung

INFO

Fertilität und Lebensqualität

Obwohl noch viel Aufklärungsarbeit zu leisten ist, wird aufgrund der zunehmenden Heilungschancen von Krebserkrankungen der Erhalt der Fruchtbarkeit bei jungen Frauen und Männern zunehmend in die Therapieplanung einbezogen. Denn die angestrebte Lebensqualität bedeutet auch: Erhalt der Fertilität. Dies zeigt eine Umfrage, bei der Frauen und Männer ca. 3–5 Jahre nach der Krebstherapie nach ihren Ängsten und ihrer Einstellung in Bezug auf einen Kinderwunsch befragt wurden. Das Ergebnis war, dass 76 % der Patienten, die bei der Diagnosestellung noch kinderlos waren, sich zukünftig ein Kind wünschten. Und selbst bei den Befragten, die zum Zeitpunkt der Krebstherapie bereits Kinder hatten, waren es immerhin noch 29 % mit einem weiteren bestehenden Kinderwunsch. Rund 93 % der Befragten fühlten sich gesund genug für eine Elternschaft und 63 % wünschten sich selbst bei einem vorzeitigen Tod ein Kind. Diese Daten zeigen, wie groß die psychologische Belastung gerade bei kinderlosen Betroffenen im Hinblick auf eine reduzierte Fruchtbarkeit aufgrund einer Krebstherapie ist.

dieses Risikos vor. Es ergibt sich aber in dieser Situation das mögliche Risiko, dass ein zum Schutz des Eierstocks gedachtes Medikament (GnRH-Analogon) den Behandlungserfolg der onkologischen Therapie vermindert. In dieser Situation entsteht ein Dilemma. Es muss die schwierige Abwägung des ärztlichen Handelns erfolgen, einen möglichen Schaden zu unterlassen, aber dadurch einen möglichen Nutzen zu versäumen. Ob der Schaden oder der Nutzen überwiegen, ist nicht klar vorherzusagen. Im Zweifel muss der Schaden vermieden werden. Die Kinderwunschbehandlung darf nicht zu Ungunsten der onkologischen Situation erfolgen.

Andere spezifische Medikamente zum Schutz der Eierstöcke vor Chemotherapie sind noch nicht ausreichend entwickelt.

Eizellen vor der Therapie einfrieren

Wenn die onkologische Therapie nicht innerhalb weniger Tage eingeleitet werden muss, kann eine Kinderwunschbehandlung (IVF/ICSI) durchgeführt werden (siehe S. 143–146). Dazu werden Eizellen gewonnen und eingefroren und zu einem späteren Zeitpunkt befruchtet. Alternativ können bei Bestehen einer festen Partnerschaft diese Eizellen sofort «in vitro« befruchtet und anschließend eingefroren werden. Das hat den Vorteil, dass bereits befruchtete Eizellen sich nach dem Auftauen in einem wesentlich höheren Prozentsatz zu Embryonen entwickeln, als wenn sie erst nach dem Auftauen befruchtet werden.

Kryokonservierung befruchteter Eizellen

Da auch die Kinderwunschbehandlung mit bereits befruchteten Eizellen nicht immer zum Erfolg führt (die Geburtenraten liegen bei 10–20% pro Embryonentransfer), ist ein wesentlicher Nachteil dieses Vorgehens die limitierte Anzahl an Eizellen (im Durchschnitt 8), die pro IVF-Zyklus gewonnen wird. Dadurch ist die Zahl der Versuche, in denen Embryonen transferiert werden können, begrenzt. Nach dem Einsetzen dieser Embryonen stehen keine weiteren Eizellen mehr zur Verfügung. Eine erneute Stimulationsbehandlung ist möglicherweise nicht mehr durchführbar.

Ein zusätzlicher, möglicherweise schwerwiegender Nachteil der Stimulationsbehandlung vor Beginn der onkologischen Therapie ist die Notwendigkeit einer Stimulation. Die gesteigerte ovarielle Hormonproduktion kann den Tumor aktivieren, vor allem wenn das

Tumorgewebe Hormonrezeptoren trägt (hormonrezeptorpositiv).

Tipp

Schutzmöglichkeiten besprechen!

Wenn aufgrund Ihrer Brustkrebserkrankung eine Chemotherapie notwendig ist, sollten Sie vorab mit Ihrem Onkologen und eventuell einem Reproduktionsmediziner besprechen, welche Schutzmaßnahmen zum Erhalt Ihrer Fruchtbarkeit möglich sind.

Kryokonservierung unreifer Eizellen

Um dies zu vermeiden, werden bei einem neueren Verfahren, das aber noch experimentellen Charakter hat, unreife Eizellen ohne vorherige Stimulation gewonnen, die in vitro gereift (maturiert) und anschließend kryokonserviert werden können. Je weiter die Entwicklung der Oozyten in vivo bereits vorangeschritten ist, desto eher gelingt eine In-vitro-Reifung zu einer befruchtungsfähigen Eizelle. Ungünstigerweise steigt für die Oozyte mit zunehmender Reifung und Größe die Anfälligkeit für Entwicklungsstörungen durch den Vorgang der Kryokonservierung. Frühere Entwicklungsstufen der Oozyten sind in größerer Anzahl verfügbar, bei der Kryokonservierung weniger störanfällig (und bieten daher mehr Flexibilität bezüglich der Partnerwahl und des Zeitpunktes der Verwendung). Diese Vorteile werden aber mit einer deutlich niedrigeren Befruchtungs- und Schwangerschaftsrate erkauft.

Ovarialgewebe einfrieren

Das zur Fertilitätsprophylaxe zurzeit am häufigsten eingesetzte Verfahren ist die operative Entnahme eines Ovars oder eines Teils aus der Ovarrinde für eine nachfolgende Kryokonservierung. Die Gewebeentnahme erfolgt durch eine Bauchspiegelung, was ambulant durchgeführt werden kann.

Die Ovarrindenstücke, in denen sich hunderte bis tausende unreifer Eizellen befinden, werden nach der Entnahme mit speziellen Transportbehältern zu einem auf die Kryokonservierung von Ovargewebe spezialisierten Zentrum mit angeschlossener Kryobank überführt.

Retransplantation

Das Ovarialgewebe kann nach erfolgter Krebsbehandlung wieder eingepflanzt werden (Retransplantation).

Wichtig

Dieses Vorgehen hat noch experimentellen Charakter. Bisher wurden weltweit nach Kryokonservierung von Ovarialgewebe und anschließender Retransplantation erst wenige Kinder geboren!

Außerdem birgt das operative »Zurücksetzen« des Eierstockgewebes nach der Chemotherapie mehrere Risiken. Es ist möglich, dass das Gewebe vom Körper nicht angenommen wird, und dann abstirbt, mit allen enthaltenen Eizellen. Außerdem besteht das sehr gefährliche Risiko, dass einzelne, im Eierstockgewebe verbliebene Tumorzellen (Mikrometastasen), die ja der Chemotherapie entzogen wurden, wieder zurückverpflanzt werden.

Dieses Verfahren sollte nur an oder in Zusammenarbeit mit spezialisierten Zentren durchgeführt werden. Da das Gewebe unter Umständen erst nach mehreren Jahren für eine spätere Transplantation Verwendung findet, müssen an den gesamten Verfahrensablauf sehr hohe Anforderungen an Einfrier- und Lagerbedingungen, Sicherheit und Sterilität gestellt werden.

Eizellen außerhalb des Körpers zur Befruchtungsreife bringen

Da mit der Entnahme von Ovarialgewebe eine sehr hohe Anzahl (tausende) von allerdings unreifen Eizellen gewonnen wird, versuchen Wissenschaftler zurzeit sehr intensiv, eine Methode zu entwickeln aus den frühen, unreifen Follikeln des Ovarialgewebes durch ausschließliche In-vitro-Kultur reife, befruchtungsfähige Eizellen zu gewinnen. Dies gelang bisher nur in wenigen Einzelfällen im tierexperimentellen Bereich. Der Zeitpunkt einer Anwendung der In-vitro-Reifung von Eizellen aus zuvor kryokonserviertem Ovarialgewebe beim Menschen ist derzeit nicht absehbar.

Wichtig

Damit ist aus reproduktionsmedizinischer Sicht die Kryokonservierung von Ovarialgewebe bei onkologischer Indikation bislang keine etablierte Standardmethode.

Die folgende Tabelle stellt den derzeitigen Stand der Schutzmöglichkeiten noch einmal übersichtlich dar.

EXPERTEN-RAT

Therapie

Schutzmöglichkeiten bei Kinderwunsch

	Fruchtbarkeitsschutz	Partnerschaft	Risiko
medikamentös			
GnRH-Analogon	unklar	unabhängig	ggf. erhöht bei hormonrezeptorpositivem Tumor
orale Kontrazeption (Pille)	unklar	unabhängig	kontraindiziert bei hormonrezeptorpositivem Tumor
kryokonservierende Verfahren			
unbefruchtete Eizellen einfrieren	Schwangerschaftsrate < 10 %	unabhängig	Stimulation notwendig, hohe Hormonproduktion über 2–4 Wochen
befruchtete Eizellen (Pronukleusstadien) einfrieren	Schwangerschaftsrate 25 %	notwendig	Stimulation notwendig, hohe Hormonproduktion über 2–4 Wochen
Eierstockgewebe einfrieren	derzeit unklar, großes Potenzial, wenn eine Methode zur Eizellreifung entwickelt wird	unabhängig	1. Operationsrisiko Bauchspiegelung 2. bei Retransplantation Risiko von Mikrometastasen

Hormontherapie zur onkologischen Behandlung

Die Hormontherapie ist eine wichtige Therapie bei hormonrezeptorpositivem Brustkrebs, der ca. 30% bis 50% aller Brustkrebsfälle bei jungen Frauen vor den Wechseljahren ausmacht. Wenn sich auf den Tumorzellen Rezeptoren (= Andockstellen) für die Hormone Östrogen oder Progesteron befinden, regen diese Hormone den Tumor zum Wachstum an. Der Wachstumsreiz der Hormone auf den Tumor kann durch eine Blockade der Bindung oder durch eine Hemmung der Bildung der Hormone verhindert werden. Voraussetzung ist, dass der Tumor hormonrezeptorpositiv ist, also Hormonrezeptoren in ausreichendem Maße vorhanden sind (siehe S. 59–61).

Medikamente

Zur Hormonbehandlung stehen drei medikamentöse Therapieoptionen zur Verfügung:

- Antiöstrogene,
- Aromatasehemmer und
- GnRH-Analoga.

Antiöstrogene

Antiöstrogene (z.B. Tamoxifen) verdrängen als Gegenspieler das körpereigene Östrogen von den Hormonrezeptoren der Krebszellen. Antiöstrogene senken das Risiko einer Widererkrankung signifikant bei Frauen aller Altersgruppen (insbesondere bei Frauen im geschlechtsreifen Alter) mit hormonrezeptorpositivem Brustkrebs und sollten internationalen Empfehlungen entsprechend über fünf Jahre eingenommen werden.

Antiöstrogene können aber die Eierstöcke bei Frauen vor den Wechseljahren indirekt stimulieren. Die Medikamente bewirken primär niedrige Östrogenwerte. Dadurch wird die FSH-Ausschüttung stark angeregt. Wenn der Eierstock noch stimulierbare Follikel enthält, wird deren Wachstum angeregt. Es kann sogar zur Reifung mehrerer Eizellen kommen. Zum einen steigt dadurch das Risiko einer ungewollten Schwangerschaft, denn die Follikel enthalten

Therapie

reife, befruchtungsfähige Eizellen. Zum anderen wird die Hormonproduktion (vor allem Östrogen) des Eierstocks sekundär beträchtlich gesteigert. Dadurch wird das eigentliche Ziel einer antihormonellen Behandlung ins Gegenteil verkehrt. Diese Effekte können auch nach einem initialen Funktionsverlust der Eierstöcke nach einer Chemotherapie mit ausbleibenden Zyklusblutungen auftreten. Im Rahmen einer möglichen Regeneration der Eierstocksfunktion nach der Chemotherapie wird das Eierstocksgewebe zunehmend wieder FSH-empfindlich.

Da die Antiöstrogentherapie auch diverse unerwünschte Wirkungen verursachen kann, sind regelmäßige Kontrolluntersuchungen beim Frauenarzt nötig.

Aromatasehemmer

Ein Aromatasehemmer vermindert die Östrogenkonzentration im Serum und im Gewebe bei Frauen nach den Wechseljahren. In dieser Situation sind diese Medikamente zur antihormonellen Behandlung eines Mammakarzinoms sehr effektiv. Bei Frauen vor den Wechseljahren dürfen sie allerdings nicht eingesetzt werden, weil die Aromatasehemmer die Eierstöcke durch ansteigende FSH-Werte massiv stimulieren würden.

Es gibt Situationen, in denen die Funktion der Eierstöcke durch eine Chemotherapie nur vorübergehend aussetzt und sich nach einem längeren Zeitraum (bis zu 18 Monaten) zumindest teilweise regeneriert. Besondere Vorsicht ist also geboten, wenn eine Frau durch eine Chemotherapie Eierstocksfunktion verliert und in die Menopause kommt. Bei einem Einsatz von Aromatasehemmern kann dann durchaus noch nach mehreren Monaten die Hormonproduktion der Eierstöcke enorm gesteigert werden. Das konterkariert zum einen die antihormonelle Therapie, zum anderen besteht das Risiko einer ungewollten Schwangerschaft.

GnRH-Analoga

Mit einem GnRH-Analogon kann die Hormonproduktion der Eierstöcke vorübergehend gestoppt werden. Diese »Gonadotropin-Releasing-Hormon-Agonisten (GnRH-Agonisten/Analoga, z. B. Zoladex) werden vor allem bei jungen Frauen vor den Wechseljahren eingesetzt. Denn bei Frauen im geschlechtsreifen Alter sind die Eierstöcke die Hauptproduzenten von Östrogen. GnRH-Analoga blockieren an der Hirnanhangdrüse (= Hypophyse) die Bildung des Hormons FSH, das die Eierstöcke zur Östrogensynthese anregt. Fehlt das FSH, produzieren die Eierstöcke keine Follikel und kein Östrogen. Dem hormonempfindlichen Tumor wird so ein wichtiger Wachstumsfaktor entzogen.

Bei Frauen, die unter der Chemotherapie in die Wechseljahre kommen, muss die mögliche Erholung der Eierstocksfunktion vor und während einem Einsatz von Tamoxifen oder Aromatasehemmern überprüft werden. Tamoxifen wird bei stimulierbaren Eierstöcken mit einem GnRH-Analogon in Kombination eingesetzt.

Der Hormonentzug kann Wechseljahresbeschwerden auslösen

Allerdings bringt der Östrogenverlust bei manchen Frauen auch diverse Begleiterscheinungen mit sich, die den Wechseljahresbeschwerden entsprechen, die auftreten, wenn die Hormone natürlicherweise abnehmen.

Eine Schädigung der Eierstöcke ist anders als bei einer Chemotherapie nicht zu erwarten. Nach Ende der Hormontherapie wird der Eierstock seine Aktivität wieder aufnehmen, wenn nicht allein aufgrund des Zeitverlaufs die Wechseljahre schon eingetreten sind.

Tipp

Wechseljahresbeschwerden lindern

Für die Behandlung der Wechseljahresbeschwerden wäre die Hormonersatztherapie zwar am wirkungsvollsten, ist aber in diesen Fällen natürlich nicht möglich, da die Hormone ja entzogen werden sollen, um die hormonsensitiven Krebszellen auszuhungern. Alternativ kommen pflanzliche und homöopathische Medikamente infrage, deren Wirksamkeit auf dem Niveau eines Plazebopräparates liegt. Der Plazeboeffekt kann immerhin in 30 % der Fälle Linderung verschaffen. Insofern ist ein Behandlungsversuch gerechtfertigt. Gängige Präparate ohne hormonähnliche Aktivitat sind z. B. Vitamin E und Salbeiextrakt. Auch in der traditionellen chinesischen Medizin (TCM) gibt es Rezepturen gegen Wechseljahresbeschwerden. Die Anwendung sogenannter Phytoöstrogene (pflanzliche Mittel mit Wirkung am Hormonrezeptor, z. B. Sojaextrakte, Flavonoide und Cimicifuga racemosa) ist unter Umständen ebenso riskant oder riskanter, als die Verwendung der Hormone selbst. Studien zum Risikoprofil (z. B. Tumorrezidivrate) der Phytoöstrogene liegen nicht vor.

Effektiver ist eine Behandlung mit dem Antidepressivum Venlafaxin. Mit diesem Medikament wird eine Beschwerdefreiheit in 70 % der Fälle erreicht. Dabei sind meist nur niedrigere Dosierungen nötig als bei einer antidepressiven Behandlung. Man beginnt mit einer täglichen Dosis von 37,5 mg.

4 Nachsorge

Was kommt nach der Therapie?

Jede Frau verarbeitet ihre Brustkrebserkrankung anders. Daher können zur Nachsorge ganz verschiedene Maßnahmen gehören, wie psychoonkologische Betreuung, die Einnahme pflanzlicher Präparate, Sport etc. Und auch die Frage der Kontrolluntersuchungen – welche? wie oft? – steht an. Dieses Kapitel verschafft Ihnen einen Überblick.

Nachsorge

Wie es bei mir weiterging

Anfang Januar 2005 habe ich mit meiner Frauenärztin und dem Professor meine Sorge besprochen, unfruchtbar geworden zu sein. Sie haben mir zugehört und ich hatte auch das Gefühl, dass sie mich ernst genommen haben, aber helfen konnten sie mir natürlich auch nicht. Mit dem Professor vereinbarte ich, dass im April mein Hormonstatus bestimmt wird. Ich konnte jetzt nichts anderes tun, als abzuwarten und zu hoffen.

Ich kann endlich wieder arbeiten

Da ich für mich entschieden hatte, dass der 1. Februar wieder mein erster Arbeitstag sein sollte (zum Einstieg »Hamburger Modell« mit vier Arbeitsstunden täglich bis zum 24. Februar, danach Inanspruchnahme meines Resturlaubs aus 2004 und ab dem 4. April wieder volle Arbeitszeit mit acht Stunden täglich), wurde ich vorher nochmals komplett durchgecheckt. Volles Programm: großes Blutbild, Bestimmung der Tumormarker, Oberbauchsonographie, Mammographie und -sonographie, Röntgen Thorax und Knochenszintigraphie.

So etwas wie mit der Chemotherapie darf mir nicht noch einmal passieren. Ich nehme die Organisation meines Nachsorgeprogramms selbst in die Hand.

Im Krankenhaus traf ich auch die Psychologin wieder. Sie war sehr überrascht darüber, wie sehr ich mich seit unserer letzten Begegnung verändert hatte – das erste Mal, dass sie mich verzweifelt erlebt hat. Ich erzählte ihr, was in der Zwischenzeit alles passiert war.

Vor den Ergebnissen habe ich keine Angst, da ich nicht im Geringsten davon ausgehe, dass irgendetwas festgestellt wird. Meine Ängste drehen sich ausschließlich um die sorgenvolle Frage der möglichen Unfruchtbarkeit. Ich freue mich darauf, wieder zu arbeiten – endlich ein wenig Ablenkung und Normalität in meinem Leben. Genau das, was ich jetzt brauche, um auf andere Gedanken zu kommen und den nötigen Abstand zu finden.

Da ich Wert auf eine individuelle Nachsorge lege und mich selbst managen möchte, habe ich mich nicht in das »Disease Management Programm« (DMP, siehe S. 61) meiner Krankenkasse einschreiben lassen. Für den Professor im Brustzentrum ist das in Ordnung und er wird nur eingreifen, falls es medizinische Bedenken gibt oder ich etwas vergesse. Damit kann ich tatsächlich die Verantwortung für mich so weit wie möglich selbst übernehmen. Ich bin froh, Ärzte gefunden zu haben, die mit einer »mündigen Patientin« zusammenarbeiten können.

Ich informiere mich über das Thema »Nachsorge« anhand der Fragen: Was ist erforderlich und sinnvoll? Was will ich? Entgegen der Meinung mancher Ärzte, entscheide ich mich für eine engmaschige apparative Untersuchung, denn ich möchte frühzeitig Gewissheit darüber haben, falls der Krebs mich wieder eingeholt haben sollte.

Ich will engmaschige Kontrolluntersuchungen

In einem Handbuch eines Tumorzentrums lese ich, dass Brustkrebspatientinnen in der Nachsorge psychologisch so geführt werden sollen, dass sie verstehen, dass bei Beschwerdefreiheit aufwendige apparative Untersuchungen (abgesehen von der Mammographie) nicht erforderlich sind. – Das macht mich wütend. Dadurch würde ein subjektiver Wunsch nach dieser Diagnostik erst gar nicht entstehen. Zudem soll auf Laboruntersuchungen und Bestimmung der Tumormarker verzichtet werden. Einzig die ausführliche Anamnese und eine intensive körperliche Untersuchung werden bei beschwerdefreien Frauen empfohlen. Es wird damit argumentiert, dass brustkrebserkrankte Frauen nicht länger leben und keine bessere Lebensqualität haben, sofern die Metastasen früher erkannt werden. Außerdem würde sich dadurch nur die Zeit, in der man sich selbst als tumorfrei empfindet, verkürzen.

Für mich bedeutet dies nichts anderes, als dass die Einstellung der Patientin nach dem Motto »Was ich nicht weiß, macht mich nicht heiß« in den Vordergrund gerückt werden soll. Ich finde es schlimm, dass eine »Manipulation«

der Betroffenen vorgenommen werden soll und die individuellen Bedürfnisse einer jeden Patientin keine Berücksichtigung finden. Die Gegner dieser »Lightversion« der Nachsorge setzen dagegen und für mich auch völlig nachvollziehbar, dass aufgrund der heutigen fortschrittlichen Behandlungsmöglichkeiten (z.B. Antikörper), durch die Bestimmung der Tumormarker und durch den Einsatz von modernen diagnostischen Geräten (z.B. Positronenemissionstomographie PET) die Langzeitchancen einer Patientin mit Metastasen vom Zeitpunkt der frühen Entdeckung abhängen.

Wurde mein Herz durch die Chemo geschädigt?

Zwischenzeitlich hatte ich auch erfahren, dass es bei meiner anthrazyklinhaltigen Chemotherapie durch Epirubicin zu einer Herzschädigung kommen kann, die sich erst viele Monate bzw. Jahre nach der Behandlung bemerkbar machen kann. Um Spätfolgen frühzeitig erkennen zu können, sollte daher in der Nachsorge eine regelmäßige Überwachung des Herzens erfolgen. Eine entsprechende Aufklärung hatte ich von dem Onkologen nicht erhalten. Da ich hierüber sehr beunruhigt war, besprach ich dies mit meinem Hausarzt und er machte ein EKG, das einen völlig unauffälligen Befund hatte. Wir vereinbarten aber, dass zukünftig in regelmäßigen Abständen ein EKG gemacht werden solle.

Die Bestimmung der Tumormarker

Zwei Jahre nach meiner Diagnosestellung stand eine Nachsorgeuntersuchung bei meiner Frauenärztin an, die ich mit meiner halbjährlichen Vorsorge kombinierte. Zur Blutabnahme für ein großes Blutbild sowie der Bestimmung der Tumormarker war ich bereits einige Tage vorher gewesen. Es war auch alles in Ordnung, nur der Tumormarker CA 15-3 war ganz leicht erhöht. Vom Labor wurde angegeben, dass ein leicht erhöhter Wert auch bei einer gutartigen Brusterkrankung gefunden wird. Der Tumormarker CEA war dagegen normwertig.

Meine Ärztin meinte, dass so ein minimaler »Ausreißer« in den meisten Fällen ohne Bedeutung wäre. Dies käme immer wieder mal vor und würde keiner weiteren Kontrolle bedürfen. Abends merkte ich, dass mich der Gedanke an die Erhöhung des Markers doch sehr verunsicherte. Konnte ich wirklich der Aussage meiner Frauenärztin vertrauen? Oder bestand doch weiterer Handlungsbedarf? Um eine zweite Meinung zu bekommen, setzte ich mich gleich am nächsten Tag mit Prof. Beuth, den ich zwischenzeitlich kennengelernt hatte (siehe S. 113), in Verbindung.

Dass ein Tumormarker erhöht ist, verunsichert mich.

Er erklärte mir, es wäre völlig normal, dass die Stimulationsbehandlung mit Hormonen, die ich zu diesem Zeitpunkt begonnen hatte (siehe Kap. 5), zu einem Brustumbau geführt hätten, was sich durch den unwesentlichen Anstieg des CA 15-3-Wertes geäußert hatte. Da die Tumormarker bei mir nicht vor der operativen Entfernung des Tumors bestimmt wurden und daher nicht bekannt sei, ob sie erhöht waren, seien sie als Verlaufskontrolle für mich ungeeignet. Er überzeugte mich davon, um weitere unnötige »Aufreger« zu vermeiden, mit der Bestimmung der Tumormarker zukünftig mindestens so lange auszusetzen, bis ich nicht mehr unter dem Einfluss der Hormoneinnahme stehe. Was natürlich auch für den Fall einer Schwangerschaft gilt.

Ich hatte nun kein ungutes Gefühl mehr, aber die endgültige »Entwarnung« gab es, als ich zwei Monate später einen Termin im Brustzentrum für meine Nachsorgeuntersuchungen hatte. Routinemäßig wurden auch die Tumormarker CA 15-3 und CEA bestimmt. Beide Werte, aber vor allem der CA 15-3, waren seit Beginn der Messungen noch nie so niedrig gewesen. Die Mammographie und die ebenfalls noch durchgeführte Sonographie der Brust und des Abdomens sowie das Röntgen-Thorax ergaben keinen Hinweis auf ein Lokalrezidiv oder eine Metastasierung.

Ich lasse eine PET durchführen

Auch wenn ich mich sehr eingehend mit dem Thema PET (Positronenemissionstomographie) beschäftigt und mich in Abstimmung mit meinem Professor für diese Untersuchung entschieden hatte, war ich zwischenzeitlich doch sehr verunsichert darüber, ob ich sie tatsächlich machen lassen sollte. Konnte ich wirklich mit einem falsch positiven Ergebnis leben (siehe S. 111–112)? Wie lange würde es dauern und welche weiteren Untersuchungen wären erforderlich, bis ich Sicherheit über das Ergebnis hätte? Ich fand einen nuklearmedizinischen Fachmann, der meine Fragen und Sorgen mit mir besprach. Er warnte mich ausdrücklich davor, nur eine PET machen zu lassen, da dann die Gefahr von falsch positiven Ergebnissen in der Tat sehr groß wäre. Es wäre wichtig, dass für eine eindeutige Befundung während der PET gleichzeitig auch eine Computertomographie (CT) läuft.

Ich entschied mich, die Untersuchung in seiner Klinik durchführen zu lassen und erhielt einen Termin für Freitag, den 10. Juni, 8.30 Uhr. Ich durfte vor der Untersuchung mindestens zwölf Stunden nichts essen und sollte möglichst viel Wasser trinken. In der Nacht vor der Untersuchung konnte ich kaum schlafen. Mir ging so vieles durch den Kopf, dass ich einfach keine Ruhe fand. Meine Diagnose war jetzt ein Jahr her und viele Erinnerungen der letzten Monate wurden wieder wach.

Zum ersten Mal hatte ich wirklich Angst vor dem Untersuchungsergebnis.

Vor der Untersuchung wurde ich zu meiner Krankengeschichte und eventuellen aktuellen Beschwerden befragt. Nachdem mein Blutzuckerwert bestimmt wurde, bekam ich die radioaktiv markierte Zuckerverbindung in die Armvene gespritzt. Während der nun 90-minütigen Wartezeit, in der sich die markierte Substanz über den ganzen Körper verteilt, sollte ich möglichst ruhig und entspannt sitzen bleiben. Unangenehm war, dass ich für die CT einen Liter eines übel schmeckenden Kontrastmittels in kleinen Schlucken trinken musste.

Die Untersuchung selbst, die ca. 20 Minuten dauerte, habe ich als völlig harmlos empfunden. Auch wenn ich mein Herz klopfen hörte und meinen Atem spürte, habe ich es irgendwie geschafft, ganz ruhig liegen zu bleiben und den Gedanken daran, dass etwas Negatives festgestellt wird, verdrängen können. Die Zeit des Wartens auf das Ergebnis wurde unerträglich. Furcht und Hoffnung lösten sich ab – zwei Stunden eine kleine Ewigkeit. Als ich dann endlich das Gespräch mit dem Professor hatte, bat ich ihn, mich nicht weiter auf die Folter zu spannen und mir zuerst zu sagen, ob irgendetwas Ernsthaftes festgestellt wurde. Er verneinte. Ich konnte das weitere Gespräch jetzt entspannter führen. Am Schluss der Befundbesprechung sagte er mir, dass ich im dritten Lendenwirbelkörper eine erhöhte Aktivität hätte, die wohl am ehesten noch auf meine Chemotherapie zurückzuführen sei und ich daher in sechs bis neun Monaten zu einer PET/CT-Kontrolle wiederkommen sollte.

Natürlich war ich total geschockt darüber und erklärte ihm, dass ich psychisch zu labil sei und nicht in der Lage wäre, wie bei der Frage meiner möglichen Unfruchtbarkeit wieder für so eine lange Zeit in Ungewissheit leben zu können. Er versuchte, mich zu beruhigen, indem er mehrmals betonte, es würde kein Grund zur Besorgnis bestehen. Den Befund würde er lediglich für kontrollbedürftig halten, keinesfalls aber für metastasenverdächtig. Wenn er auch nur im Geringsten von einem Metastasenverdacht ausgehen würde, würde er jetzt eine ganz andere »Maschinerie« ans Laufen bringen.

Der Befund muss mit einer MRT abgeklärt werden

Da er merkte, dass er da wohl einen sehr wunden Punkt bei mir getroffen hatte, empfahl er mir, zur Absicherung des Befunds eine Magnetresonanztomographie (MRT) durchführen zu lassen. Sollte diese ohne Befund sein, und davon ging er aus, wüsste ich, dass alles in Ordnung sei. Wir vereinbarten, dass ich ihn über das Ergebnis der MRT informiere und Anfang 2006 eine PET/CT-Kontrolluntersuchung bei ihm machen lassen werde. Als ich die Klinik verließ, war ich sehr verunsichert. Ich konnte nicht einschätzen, wie ich das Untersuchungsergebnis zu bewerten hatte. Da der Professor aber sehr offen mit mir gesprochen hatte, versuchte ich, ihm Glauben zu schenken.

Ich habe mich mit meinem Professor im Brustzentrum in Verbindung gesetzt, um mit ihm über das Befundergebnis zu sprechen. Die aufgrund der erhöhten Aktivität des dritten Lendenwirbelkörpers durchgeführte MRT ergab keinen Hinweis auf eine Metastase. Die ebenfalls noch durchgeführte Mammographie und -sonographie waren ohne Befund. Eine Mammographie muss trotz der PET/CT-Untersuchung immer noch zusätzlich gemacht werden, da nur hierüber eventuell bestehender Mikrokalk festgestellt werden kann. Ich war natürlich über die Untersuchungsergebnisse sehr erleichtert und war mir jetzt auch sicher, dass ich mit der PET/CT, trotz der anfänglichen Verunsicherung und der für mich nicht unerheblichen Kosten, die richtige Wahl meines Nachsorgeprogramms getroffen hatte. Sieben Monate später ergab die Kontroll-PET/CT-Untersuchung, dass alles in Ordnung war: kein Hinweis auf ein Lokalrezidiv oder Metastasen.

Kontrollen und Anschlussbehandlungen

Nach Abschluss der medizinischen Maßnahmen, die sich in Abhängigkeit von Tumorart und Tumorstadium über mehrere Monate erstreckt haben, besteht die Gefahr, in ein sogenanntes Therapieloch zu fallen.

Die meisten Patientinnen werden von ihren betreuenden Behandlungszentren oder Onkologen mit den sinngemäßen Worten entlassen: »Sie haben es (erst einmal) geschafft! Sie können zurück in Ihr normales Leben.« So erfreulich diese Nachricht auch sein mag, signalisiert sie jedoch, dass man sich nun wieder allein zurechtfinden muss. Die Zeit der intensiven Betreuung ist vorbei, aber die körperlichen und seelischen Auswirkungen halten häufig noch an. Fragen tauchen auf, wie: Bin ich wirklich wieder gesund? Was kann ich machen, um gesund zu bleiben? Welche Langzeitfolgen hat die Behandlung? Ist mein Kinderwunsch nach überstandener Krebstherapie noch umzusetzen? Was mache ich bei einem erneuten Auftreten der Krankheit, beim Auftreten von Metastasen?

INFO

Anschlussheilbehandlung

Die Anschlussheilbehandlung umfasst medizinische Rehabilitationsmaßnahmen und erfolgt in definierten Zeiträumen nach Beendigung der Strahlentherapie. Sie kann ambulant, stationär und teilstationär durchgeführt werden. Kostenträger sind die Krankenkassen oder die Rentenversicherung. Ziele der Anschlussheilbehandlung sind u.a. die Wiederherstellung von körperlichen, psychischen und sozialen Funktionen und umfassen z.B. Maßnahmen der Physiotherapie, Ergotherapie, Psychoonkologie, Ernährungsmedizin sowie Anleitung zur körperlichen Aktivität.

Wichtig

Achten Sie bei den Nachsorgemaßnahmen nicht nur auf die medizinischen Notwendigkeiten, sondern auch auf Ihre persönlichen Bedürfnisse.

Die Nachsorge nach Brustkrebs hat die Aufgabe, die Patientinnen langfristig zu unterstützen. Sie beinhaltet u.a. Nachsorgeuntersuchungen, psychoonkologische und psychosoziale Betreuung bzw.

Begleitung (siehe S. 120), Behandlung krankheits- oder therapiebedingter Folgen sowie Rehabilitationsmaßnahmen. Ansprechpartner in der Nachsorge ist der Onkologe bzw. ein fachkompetenter Arzt, der bei Bedarf andere Fachdisziplinen (z. B. Psychoonkologie, Komplementärmedizin) einschaltet.

Zur Nachsorge sind Tumormarker nicht sinnvoll!

Tumormarker sind Substanzen (meist Eiweißverbindungen oder deren Bruchstücke), die von Tumorzellen (aber auch von nicht entarteten Zellen) gebildet werden und im Blut nachzuweisen sind. Nahezu alle Tumormarker (insbesondere die bei Brustkrebs häufig untersuchten CA 15-3 bzw. CEA) sind unspezifisch, d. h. sie werden nicht ausschließlich von Tumorzellen gebildet und sind nur bei einem geringen Teil der Erkrankungen nachweisbar. Sie eignen sich daher in keiner Weise zur Früherkennung von Brustkrebs. Zum Krankheitsverlauf können Tumormarker nur dann Aussagen machen, wenn ein Ausgangswert (vor Behandlung) bekannt ist, der bei erfolgreicher Therapie geringer wird. Ein Ansteigen kann dann auf ein erneutes Krankheitsgeschehen hinweisen.

Wichtig

Da für Brustkrebserkrankungen keine gesicherten Tumormarker bekannt sind, sollte deren Bestimmung zur Früherkennung sowie im Rahmen der Nachsorge unterbleiben! Sie führen lediglich zu einer »unbegründeten Sicherheit«, meist aber zu vermeidbaren Stresssituationen für die Patientinnen.

PET zur Nachsorge?

Wie wir bereits auf S. 35 beschrieben haben, ist die Positronenemissionstomographie (PET) eine sehr empfindliche Methode, die bereits Tumoren ab einer Größe von 2 mm im Körper aufspüren kann. Diese Empfindlichkeit ist ein Vor- und Nachteil zugleich. Ein Vorteil, wenn tatsächlich bösartige Tumoren vorhanden sind, die auf diese Weise entdeckt werden. Ein Nachteil, wenn bei einer gesunden Patientin in der PET-Darstellung scheinbar verdächtige Bereiche erscheinen, also falsch positive Befunde entstehen.

Aufgrund dieser Schwierigkeit kann man keine generelle Empfehlung für oder gegen eine PET-Untersuchung im Rahmen der Brustkrebsnachsorge aussprechen. In die individuelle Erwägung

Nachsorge

sollten folgende Überlegungen einbezogen werden:

- Der Ausgangpunkt ist die persönliche Situation – also Ihr Erkrankungs- und Behandlungsverlauf. Sprechen Sie mit Ihrem Nachsorge-Arzt über dieses Thema, um herauszufinden, ob dieses Verfahren für Ihre Nachsorge sinnvoll sein könnte. Falls Ihr Arzt diese Methode von vornherein ausschließt, er also ein »bekennender Gegner« ist, sollten Sie auf die Suche nach einem Experten gehen, der diesem Verfahren offen gegenübersteht.
- Überlegen Sie sich bereits vorab, was ein positiver Befund, von dem Sie nicht wissen, ob er eventuell falsch positiv ist, für Sie bedeutet. Möglicherweise kommt damit erneut eine Zeit der Ängste und Ungewissheit auf Sie zu.
- Falls Sie sich gemeinsam mit Ihrem Arzt für eine PET-Nachsorge entscheiden, sollten Sie auf jeden Fall eine Klinik aufsuchen, in der das PET/CT-Kombinationsverfahren angeboten wird (siehe S. 36).
- Um die Ergebnisse richtig interpretieren zu können, ist es wichtig, dass der Untersucher über ausreichend Erfahrung mit diesem Verfahren verfügt.
- Dieses Verfahren gehört nicht zur Nachsorge-Regelleistung der gesetzlichen Krankenkassen, das heißt, falls Sie nicht privat versichert sind, müssten Sie die Kosten selbst tragen.

Ich will gesund bleiben

Wie viele andere Betroffene wahrscheinlich auch, fragte ich mich nach Ende der Standardtherapie, was ich tun könnte, um gesund zu bleiben. Da ich leider von keinem Arzt entsprechende Empfehlungen bekommen hatte, machte ich mich selbst über das Thema »Komplementärmedizin« schlau. Über eines war ich mir jedoch bereits im Klaren, mein Leben bzw. meine Lebensgewohnheiten brauchte und wollte ich nicht entscheidend ändern, da ich mir keine Vorwürfe darüber machte, vor meiner Erkrankung etwas Grundlegendes falsch gemacht zu haben. Ich empfinde es manchmal schon als sehr nervig, wenn ich höre, die Krankheit als Chance zu sehen, sich von unnötigem »Ballast« zu befreien und sein Leben ganz neu orientieren und gestalten zu können. Mich hätte es sehr traurig gemacht, wenn ich erst durch die Krankheit erkannt hätte, dass ich ein Leben führe, das ich in dieser Form nicht wollte und erst der Krebs mir die Kraft und den Mut dazu gegeben hätte, einen neuen – meinen eigenen – Weg zu gehen.

Als ich den Professor auf das Thema der Komplementärmedizin, insbesondere auf Nahrungsergänzungsstoffe und Misteltherapie ansprach, bestätigte er mir, dass dies sehr sinnvoll sein könnte.

Mein Termin in der Kölner Universitätsklinik

Da ich aber auf keinen Fall irgendetwas wahllos und unkontrolliert nehmen dürfte, müsste zunächst mein Immunstatus bestimmt werden. Er meinte, dass er hierfür nicht der richtige Ansprechpartner wäre und verwies mich daher an Prof. Beuth von der Universitätsklinik Köln.

Den Termin mit Prof. Beuth im »Institut zur wissenschaftlichen Evaluation naturheilkundlicher Verfahren« hatte ich knapp zwei Monate nach Abschluss der Strahlentherapie am Mittwoch, dem 16. Februar. Nachdem er sich einen Überblick über meinen Krankheitsverlauf gemacht hatte, fragte er mich, was mich eigentlich zu ihm geführt hätte, ich wäre doch schließlich gesund. Eine provokative Frage, die mich sehr verblüffte. Er antwortete mir dann aber doch, dass ich drei Säulen beachten solle, um auch zukünftig gesund zu bleiben:

- ausgewogene Ernährung,
- moderate körperliche Aktivität (Sport) und
- ein ausgeglichenes Seelenleben.

Wir besprachen dann diese Themen im Einzelnen. Gleich am nächsten Tag setzte ich seinen Ernährungstipp um, jeden Tag ein Glas roten Saft, z.B. Tomaten- oder Traubensaft zu trinken und pro Woche 1–2 Paranüsse, die aber aus dem Reformhaus sein sollten, zu essen. Für mein Seelenheil hatte ich in Prof. Beuth nicht nur einen sehr kompetenten Arzt, sondern einen hervorragenden Gesprächspartner gefunden, mit dem ich alle meine Sorgen und Ängste meiner möglichen Unfruchtbarkeit besprechen konnte. Ich erzählte ihm, wie sehr die Geschehnisse mit dem Onkologen für mich zum Trauma geworden waren und wie oft ich mich fragte, was ich tun könnte, um zu verhindern, dass Frauen, die nach mir kommen, das Gleiche durchmachen müssen. Langsam aber sicher reifte in mir der Gedanke, einmal ein Buch darüber zu schreiben. Er bestärkte mich darin, etwas zu unternehmen und »den Ball ins Rollen zu bringen«. Zum Schluss nahm er mir Blut für die Bestimmung des Immunstatus ab.

Endlich habe ich einen Arzt gefunden, der meine Sorgen versteht und sich die Zeit nimmt, in Ruhe mit mir zu sprechen.

Sollte sich herausstellen, dass ich ein normales Immunsystem mit normwertigen Zellzahlen und -aktivitäten habe, wovon er überzeugt war, musste ich ihm versprechen, dass ich dann keine Immuntherapie machen werde, z.B. eine Misteltherapie. Denn durch eine eventuelle Überstimulation des Immunsystems könnte es sonst passieren, dass ich mir mehr schade als nutze. Als ich sein Institut verließ, war ich froh darüber, den Weg zu ihm gefunden zu haben. Er hinterließ bei mir mit seiner sympathischen und einfühlsamen Art einen bleibenden Eindruck. Ich hatte einen Arzt kennengelernt, der mich nicht nur als erkranktes Körperteil sah, sondern mich als ganzen Menschen wahrnahm. Ich konnte damals noch nicht ahnen, dass er meinen weiteren Weg begleiten und zu meinem »Seelentröster« werden würde, der mir hilfreich bei meinen Sorgen zur Seite steht.

Zwei Tage später ergab das Ergebnis des Tests, wie bereits von ihm vermutet, dass ich eine normale immunologische Reaktionslage aufwies. Ich musste ihm daher nochmals versprechen, nichts anderes zu tun, als das, was wir besprochen hatten. Daran habe ich mich natürlich auch gehalten. Eines ist mir aber bei diesem Telefonat besonders in Erinnerung geblieben. Er sagte mir, als ich ihn um seine Einschätzung bezüglich der PET bat, dass ich selbst immer die beste eigene PET wäre. Bei auftretenden Beschwerden oder wenn ich das Gefühl haben sollte, dass irgendetwas nicht stimmt, sollte ich hartnäckig am Ball bleiben und dann auch auf entsprechende Abklärung drängen. Auf keinen Fall dürfte ich den Fehler machen und mich von dem Arzt ohne entsprechende Untersuchungen mit Sprüchen wie »Machen Sie sich keine Sorgen, alles in Ordnung« abwimmeln zu lassen.

Da mein Immunstatus o.k. ist, brauche ich keine Misteltherapie oder Ähnliches.

Um noch detailliertere Informationen über das Thema Komplementärmaßnahmen zu bekommen, habe ich mir das Buch »Krebs ganzheitlich behandeln« von Prof. Beuth gekauft (siehe Service). Ich kann es sehr empfehlen, denn ich habe hier noch viele Ratschläge erhalten, vor allem Tipps zur Ernährung, die ich ohne großen Aufwand umsetzen kann (z. B. Kartoffeln mit der Schale zu essen, Obst nicht zu schälen, auch einen Teil der weißen Haut von Zitrusfrüchten zu essen). Aber auch die wissenschaftliche Beurteilung der Therapiemaßnahmen, die weder auf Qualität, Unbedenklichkeit und Wirksamkeit geprüft sind (Außenseitermethoden), habe ich mit sehr viel Interesse gelesen.

Im Brustzentrum und in der Strahlenklinik habe ich reklamiert, dass ich es sehr enttäuschend finde, dass man während der vielen Wochen und Monate der Krebstherapie von niemandem darauf hingewiesen wird, dass es die sinnvolle Einrichtung des Instituts von Prof. Beuth und entsprechende Literatur gibt. Auch in der Praxis des Onkologen, was für mich nicht überraschend war, gab es hierüber keinen Hinweis. Da gerade aber bei einer Chemotherapie mit größeren Nebenwirkungen und einer extremen Schwächung des Körpers zu rechnen ist, würde ich es für sehr lobenswert erachten, wenn es zum Pflichtprogramm einer jeden onkologischen Praxis zählen würde, über das sinnvolle Thema der Komplementärmedizin und die Existenz des Instituts von Prof. Beuth informiert zu werden.

Komplementärmedizin

Definitionsgemäß sind komplementärmedizinische Maßnahmen Ergänzungen oder Optimierungen der Krebsstandardtherapien. Sie sind mit Nachdruck zu unterscheiden von »alternativen Therapien«, die erprobte Standardtherapien ersetzen sollen. Für die meisten Verfahren fehlen kontrollierte Studien, die die Unbedenklichkeit und Wirksamkeit nachweisen. Für einige komplementärmedizinische Maßnahmen, um die es im Folgenden gehen soll, liegen jedoch Wirksamkeits- und Unbedenklichkeitsnachweise aus kontrollierten, klinischen Studien vor.

Bestimmung des Immunstatus

Durch die Chemo- und Strahlentherapie kann das Immunsystem geschwächt sein. Wenn das der Fall sein sollte, wäre es sinnvoll, das Immunsystem beispielsweise mit Mistelextrakten zu normalisieren bzw. zu aktivieren. Zuvor sollten Sie jedoch auf jeden Fall den zellulären Immunstatus bestimmen lassen, um festzustellen, ob die Anzahl und die Aktivität der Immunzellen tatsächlich zu gering sind. Denn eine Überstimulation des Immunsystems mit über der Norm liegenden Zellzahlen und -aktivitäten führt zur Freisetzung von immunologischen Botenstoffen (Zytokinen und Wachstumsfaktoren). Diese könnten im Extremfall auch schädlich sein und sogenannte Autoimmunerkrankungen aktivieren.

Wichtig

Bevor Sie Verfahren anwenden, die Ihr Immunsystem stimulieren (z. B. Mistelextrakte), sollten Sie feststellen, ob es tatsächlich zu schwach ist, denn eine Überstimulation muss unbedingt vermieden werden.

Eine Immunstatusbestimmung während oder ummittelbar nach einer Chemo- oder Strahlentherapie besitzt nur geringe oder gar keine Aussagekraft. Warten Sie 8–12 Wochen ab, bevor Sie Ihren Immunstatus bestimmen lassen. Wiederholte Immunstatusbestimmungen (alle 6–9 Monate) sind nur bei einer andauernden Abwehrschwäche (Immunsuppression) erforderlich.

Wenn Anzahl und Aktivität Ihrer Immunzellen normal sind, brauchen Sie die Immunstatusbestimmung nicht zu wiederholen. Dies ist nur dann nötig, wenn Sie erneut eine Behandlung erhalten, die die Abwehr schwächen kann.

Zu einer sinnvollen Immundiagnostik gehören das Basisprogramm mit Blutbild und Differenzialblutbild sowie die Bestimmung therapierelevanter Zellen (Lymphozyten bzw. deren Abkömmlinge) im Immunstatus.

Mistelextrakte, Selen und Enzymgemische

Es ist nachgewiesen, dass Mistelextrakte das Immunsystem aktivieren bzw. normalisieren. Daher ist die Verabreichung von wässrigen Mistelextrakten in Deutschland die am häufigsten angewandte komplementäre Maßnahme in der Onkologie. Sie erfolgt mit standardisierten Extrakten der anthroposophischen Therapierichtung oder mit auf Mistellektin normierten Mistelextrakten. Wenn die Immunstatusbestimmung gezeigt hat, dass Ihr Immunsystem geschwächt ist, wäre diese Maßnahme also hilfreich.

Es gibt auch erste Studien, die zeigen, dass Mistelextrakte auch therapiebegleitend während der Chemo- oder Strahlentherapie bei Brustkrebs positiv wirken könnten, indem sie die Nebenwirkungen (wie Übelkeit, Erbrechen, Gewichtsabnahme, Müdigkeit und depressive Verstimmung) senken und dadurch die Lebensqualität verbessern. Diese Studien bedürfen jedoch noch der Bestätigung durch weitere Untersuchungen.

Selen

Die Erforschung der Basismechanismen und klinischen Bedeutung des Spurenelementes Selen ist die Grundlage für dessen komplementärmedizinische Verabreichung während der Chemo- und Strahlentherapien. Insbesondere der Nachweis, dass die antioxidative Wirkung von Selen

- die therapeutische Wirksamkeit definierter Chemo- und Strahlentherapien verstärkt,
- die Nebenwirkungen von Chemo- und Strahlentherapien reduziert,
- die Wirkung der Chemo- und Strahlentherapie nicht mindert,

hat zur wissenschaftlichen Erforschung dieses Arzneimittels geführt.

Während der Chemo- und Strahlentherapie sollte Selen als Natriumselenit (300 µg pro Tag) eingenommen werden. Zur Vorbeugung können Sie Ihren Selenbedarf über die Ernährung decken, zum Beispiel durch Fisch, Vollkornprodukte oder zwei Paranüsse pro Woche.

Nachsorge

Enzymgemische

Die komplementäre Gabe von standardisierten, eiweißspaltenden Enzymgemischen (aus Ananas und Papaya) während der Chemo- und Strahlentherapie bewirkte in wissenschaftlich fundierten klinischen Studien bei Patientinnen mit Brustkrebs

- eine Reduktion von Nebenwirkungen der Chemo- und Strahlentherapien sowie
- eine Steigerung der Lebensqualität.

Während der Chemo- und Strahlentherapie sollten Sie eiweißspaltende Enzyme (ca. 4000 FIP-Einheiten pro Tag) in Tablettenform einnehmen. Zur Vorbeugung kann der Bedarf über die Ernährung gedeckt werden, z.B. durch Obst, Gemüse.

Selenpräparate (z.B. Cefasel, Selenase) und Enzympräparate (z.B. Wobe Mucos, Phlogenzym) stehen als Einzelmedikation zur Verfügung oder können preisgünstig als Kombinationsprodukt erworben werden z.B. als Equizym MCA: enthält Selen, Enzyme und ein Eiweiß aus Linsen (stabilisiert die Schleimhäute im Mund-Rachen-Raum, Auge, Vaginalbereich und in den Gelenken während Chemo-/Strahlentherapie und während antihormoneller Therapie).

Ernährungsempfehlungen

- Vermeiden Sie Unter- und insbesondere Übergewicht. Versuchen Sie, Ihr Idealgewicht zu halten. Ein BMI (Body-Mass-Index) zwischen 19 und 25 gilt als ideal, über 25 beginnt das Übergewicht, über 30 die Fettsucht.
- Verzehren Sie täglich Obst und Gemüse (ca. 400–500 Gramm), verteilt auf mehrere Einzelportionen (fünf am Tag).
- Nehmen Sie täglich Getreideprodukte, Kartoffeln oder Hülsenfrüchte (ca. 500 Gramm) zu sich. Bevorzugen Sie gering bzw. nicht verarbeitete Produkte.
- Nehmen Sie täglich fermentierte Lebensmittel zu sich, z.B. Joghurt, Quark, Sauerkraut.
- Alkohol ist aus krebsvorbeugender Sicht und während der Krebstherapie nicht empfehlenswert.
- Achten Sie auf eine ausreichende Trinkmenge: mindestens 2 Liter pro Tag trinken, und zwar kalorienarme Getränke z.B. Wasser oder Tee.
- Beschränken Sie den Verzehr von rotem Fleisch (z.B. vom Rind, Lamm, Schwein) auf höchstens dreimal pro Woche je 200 Gramm. Empfehlenswerte Alternativen sind Geflügel und Fisch.

- Schränken Sie den Verzehr fetthaltiger Lebensmittel ein, z.B. Wurst, Kartoffelchips, Mayonnaise.
- Benutzen Sie vorzugsweise pflanzliche Öle.
- Meiden bzw. reduzieren Sie den Verzehr von stark gesalzenen bzw. salzkonservierten Lebensmitteln. Würzen Sie alternativ mit Kräutern.
- Verschimmelte oder verdorbene Lebensmittel sollten nicht verzehrt werden.
- Verbrannte oder verkohlte Lebensmittel eignen sich nicht zum Verzehr.
- Tabak sollten Sie in keiner Form konsumieren.
- Nahrungsergänzungsmittel, z.B. Vitamine, Spurenelemente, Antioxidanzien sollten nur bei Bedarf und auf ärztliche Verordnung eingenommen werden. Unkontrollierte Hochdosierungen bzw. bestimmte Inhaltsstoffe können unter Umständen die Standardtherapie abschwächen oder auch gesundheitsschädlich wirken!

Wichtig

Krebsdiäten, die Heilung bzw. hemmenden Einfluss auf Krebswachstum versprechen, sind unseriös und wissenschaftlich nicht belegt!

Die positiven Wirkungen von Ausdauertraining

Mäßiges aber regelmäßiges Ausdauertraining kann nach abgeschlossener Therapie u.a.

- das Immun-, Hormon-, Herz-Kreislauf-System stabilisieren und aktivieren,
- das durch die Therapie hervorgerufene Müdigkeitssyndrom mildern,
- die psychische Befindlichkeit und die Lebensqualität verbessern,
- die psychosoziale Eingliederung erleichtern bzw. initiieren,
- das Selbstwertgefühl wiederherstellen bzw. stabilisieren.

Körperliche Aktivierung (mäßiger Ausdauersport) gehört zu den wirksamkeitsgeprüften, empfehlenswerten vorbeugenden und rehabilitativen Maßnahmen.

Wissenschaftlich abgesicherte Daten aus klinischen Studien zur Wertigkeit von mäßigem Ausdauersport unter laufender Chemo- oder Strahlentherapie waren vielversprechend, dabei konnten insbesondere das Müdigkeitssyndrom reduziert und die Lebensqualität stabilisiert werden.

Nachsorge

Körperliches Training in Form von »moderatem Ausdauertraining« ist eine empfehlenswerte Maßnahme, die vorbeugend, insbesondere auch während und nach behandelten Brustkrebserkrankungen sinnvoll ist. Dazu gehören u.a. Gehen/Walking, Joggen, Wandern, Schwimmen und Ergometertraining. Sportliche Aktivitäten sollten in Anlehnung an Empfehlungen der Deutschen Sportbünde zur Erhaltung bzw. Verbesserung der physischen, psychischen und sozialen Leistungsfähigkeit beitragen. Als optimal im Sinne der Vorbeugung und Therapiebegleitung hat sich moderates Ausdauertraining im sogenannten »aeroben Bereich« erwiesen. »Aerobes Ausdauertraining« belastet den Körper bei minimaler Intensität über einen längeren Zeitraum. Trainiert wird bei normaler Atmung, ohne »aus der Puste zu geraten« (= aerob). Das entspricht einer Herzfrequenz von etwa »180 Schlägen pro Minute minus Lebensalter in Jahren«. Trainingseinheiten unter 20 Minuten sind nicht effektiv. Die Mindestdauer sollte, nach Prüfung der Sporttauglichkeit, mindestens 35 Minuten betragen. Dabei ist es nicht unbedingt erforderlich, viele Kalorien zu verbrennen. Wichtiger ist die regelmäßige Trainingsleistung zwei- bis dreimal pro Woche. Weiterführende Empfehlungen können über den Landessportbund NRW (www.wir-im-sport.de) kostenlos angefordert werden.

Psychoonkologie

Viele an Brustkrebs erkrankte Frauen erholen sich nicht so rasch von diesem Schock. Existenzielle Fragen treten auf. In vielen Fällen werden mit der Krebserkrankung Lebensplanungen durchkreuzt, z.B. ein Kinderwunsch oder der berufliche Aufstieg. Auch die Brustkrebsbehandlung mit Operation, Chemo-, Strahlen- und Antihormontherapie kann sehr kräftezehrend sein – nicht nur körperlich, sondern ebenfalls seelisch und emotional. Und auch wenn der Brustkrebs (zunächst) besiegt ist, kann man danach nur selten völlig problemlos wieder in das alte Leben zurückkehren. Um diese möglichen Auswirkungen einer Krebserkrankung geht es bei der Psychoonkologie, die man vereinfacht als begleitende Psychotherapie bei Krebs bezeichnen könnte.

Es geht darum, hilfreiche Bewältigungsstrategien zu erlernen bzw. zu entdecken, die Krankheitsverarbeitung zu unterstützen, eine Neuorientierung zu ermöglichen, aber auch zunächst ganz einfach darum, über die aufkommenden Ängste und Sorgen zu sprechen. Es ist wichtig, dass Sie diese psychotherapeutische Unterstützungsmöglichkeit kennen, damit Sie bei Bedarf darauf zugreifen können. In vielen Kliniken werden daher Brustkrebspatientinnen über psychoonkologische Angebote informiert.

Die in der Praxis angewandten psychoonkologischen Verfahren sind hinsichtlich ihrer Wirksamkeit (Reduktion bzw. Behebung von individuellen Beschwerden im seelischen, geistigen und körperlichen Bereich) hinreichend belegt. Insbesondere für Brustkrebspatientinnen deutet die Datenlage auf vielversprechende Effekte der psychoonkologischen Begleitung hin, u.a.

- verbesserte psychosoziale Kompetenz,
- vermehrtes eigenverantwortliches Handeln,
- verlängerte rezidivfreie- bzw. Überlebenszeit.

Außenseitermethoden

Ausdrücklich zu warnen ist vor diversen nicht auf Qualität, Unbedenklichkeit und Wirksamkeit geprüften Diagnostik- und Therapieverfahren, die zuweilen fälschlich mit der Komplementärmedizin verwechselt werden. Die Verfahren werden aggressiv beworben und geben vor, dass bei Anwendung

- Früherkennung möglich sei,
- Krebswachstum und Tumormasse reduziert werden,
- Rezidiv- und Metastasenbildung verhindert werde,
- die Notwendigkeit von Chemo- und Strahlentherapie verzögert werden,
- die Wirksamkeit von Chemo- und Strahlentherapie verstärkt werden,
- die Behandlung auch dann noch wirksam sei, wenn alle anderen Behandlungen versagt haben.

Auf der Grundlage wissenschaftlicher Untersuchungen sind derartige Diagnostik- und Therapieverfahren nicht belegt und lebensgefährlich.

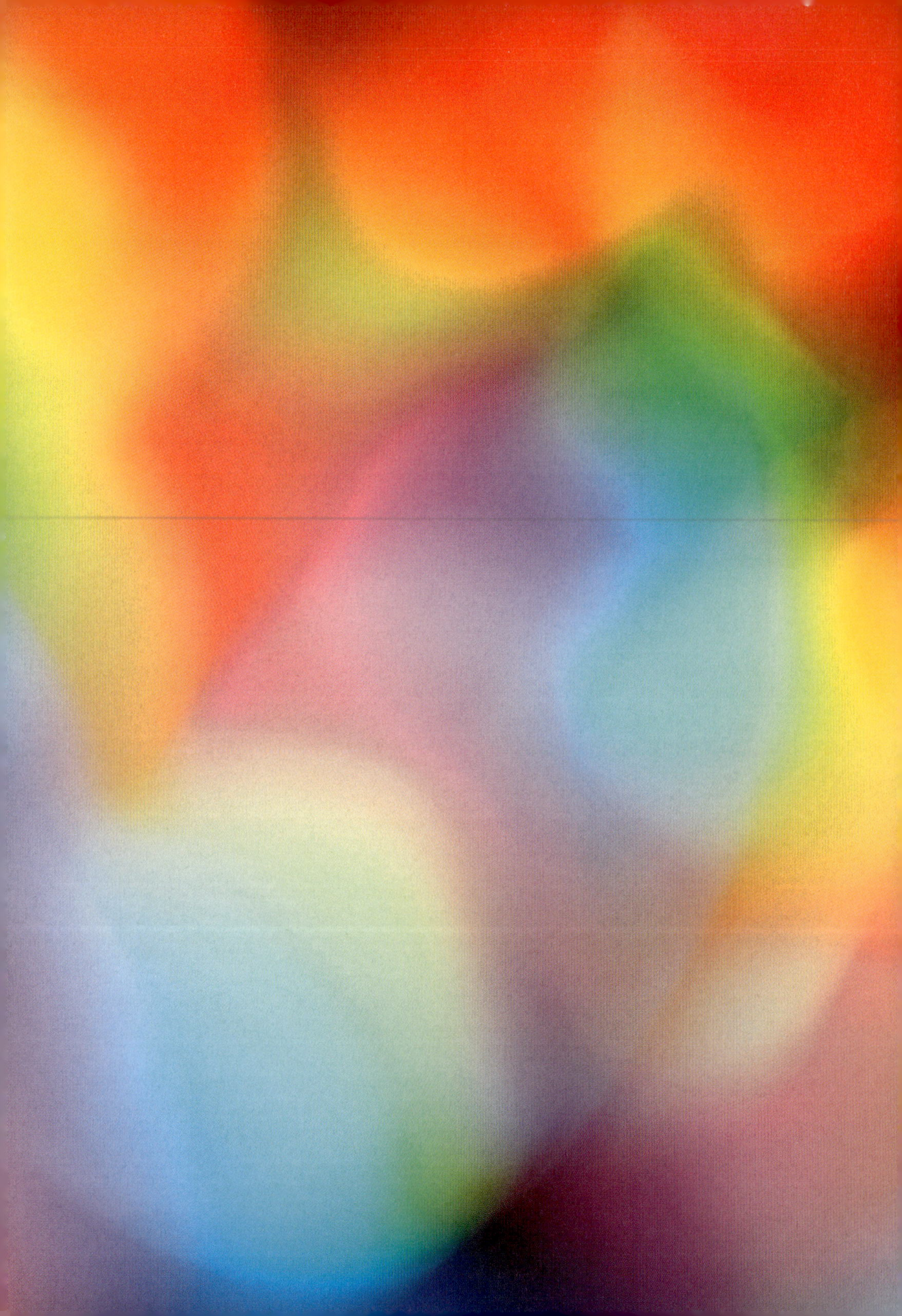

5 Kinderwunsch

Schwangerschaft nach Krebs

Welche reproduktionsmedizinischen Möglichkeiten gibt es, den Kinderwunsch zu verwirklichen, wenn es auf natürlichem Wege nicht klappt? Wie funktionieren Fertilitätsdiagnostik, Follikelstimulation und Eizellentnahme?

Kinderwunsch

Bin ich unfruchtbar?

Die vier Monate zwischen dem schicksalhaften Telefonat mit dem Onkologen im Dezember 2004 und dem 20. April, an dem ich beim Professor endlich den Termin für den Hormontest hatte, waren die Hölle für mich. Angst war mein täglicher Begleiter und es gab endlos viele Nächte, in denen ich völlig verspannt aufwachte, mein Herz rasen spürte und Angstattacken hatte. Es war ein ewiges Achterbahnfahren der Gefühle zwischen Hoffnung, Verzweiflung, Hilflosigkeit und Wut.

Der mögliche Verlust meiner Fruchtbarkeit war für mich belastender als die Konfrontation mit der Krebserkrankung.

Wut darüber, dass ich von dem Onkologen nicht aufgeklärt wurde, aus welchem Grund auch immer, dass er die Entscheidung über meinen Kopf hinweg getroffen hatte und darüber, dass ich ihm vertraut hatte und mich nicht, wie es sonst grundsätzlich meine Art ist, selbst informiert hatte. Hilflosigkeit darüber, die Zeit nicht mehr zurückdrehen zu können, um selbst aktiv in den Entscheidungsprozess eingreifen zu können. Es gibt wahrscheinlich Menschen, die nicht nachvollziehen können, wieso ich so aus der Bahn geworfen wurde. Ich hatte es doch schließlich geschafft, meine Erkrankung als solche und die folgenden Therapien super zu bewältigen.

Mich damit abfinden zu müssen, unfruchtbar geworden zu sein, hatte aber, im Gegensatz zu meiner Krebserkrankung, meine Seele berührt. Ich konnte den Gedanken, meinen Traum endgültig begraben zu müssen und keine Chance mehr auf Hoffnung zu haben, kaum ertragen.

Es war schlimm für mich, als ich dann auch noch von einer Bekannten, die als Arzthelferin in einer gynäkologischen Gemeinschaftspraxis arbeitet, erfahren habe, dass bei ihnen alle prämenopausalen Patientinnen standardmäßig Zoladex während der Chemotherapie als Ovarschutz bekommen. Während meiner Chemotherapie hatte sie mich nie auf dieses Thema angesprochen, weil es für sie eine Selbstverständlichkeit war, dass ich auch einen entsprechenden Ovarschutz bekommen habe. Sie war bestürzt darüber, dass dies bei mir unterlassen wurde und vor allem darüber, dass das Thema eines möglichen Ovarschutzes mit mir überhaupt nicht besprochen wurde. Jetzt noch zu wissen, dass die Gabe von Zoladex offensichtlich wohl praxisüblich war, machte die Sache nicht einfacher und versetzte mir den nächsten Tiefschlag.

Meine Familie spendet mir Trost

Mein einziger Trost war, dass mein Mann, meine Familie, meine Freunde und Bekannten mir in dieser Zeit immer beigestanden haben und da waren, wenn ich sie brauchte. Wenn ich glaubte, am Ende zu sein und es nicht mehr zu schaffen, haben sie mir immer wieder die Kraft gegeben, über den »Tellerrand« sehen zu können und meine Hoffnung nicht zu verlieren.

Aber auch die Arbeit hat mir geholfen, wenigstens tagsüber ein Stück abschalten zu können. Zum Glück hatte ich hier Kolleginnen, die über alles Bescheid wussten und bei denen ich mich auch mal ausheulen konnte. Natürlich hatte ich mir vor meinem ersten Arbeitstag Gedanken darüber gemacht, wie es wohl sein wird. Werde ich wieder die »Alte« sein? Werde ich genauso belastbar sein wie vorher? Wie werden die Kollegen mit mir und meiner Erkrankung umgehen können? Und natürlich hatte ich auch Angst davor, dass die Zeit kommen wird, in der ich mir eingestehen müsste, es körperlich und psychisch nicht zu schaffen. Ich habe aber versucht, den Gedanken daran zu verdrängen. Es war die richtige Entscheidung gewesen, durch die Arbeit wieder Normalität in mein Leben zu bringen. Und mein Wille war stark genug gewesen – ich habe es geschafft. Nach kurzer Einarbeitungszeit war ich wieder da, wo ich vor meiner Erkrankung stand. Ich war wieder voll einsatzfähig.

Werde ich jetzt depressiv? Brauche ich professionelle psychologische Hilfe?

Trotzdem befürchtete ich teilweise, womöglich depressiv zu werden und überlegte, ob ich psychotherapeutische Hilfe in Anspruch nehmen sollte. Als mir andere betroffene Frauen aber von langen Wartezeiten berichteten, habe ich davon schnell wieder Abstand genommen. Ich hatte mich jedoch der Selbsthilfegruppe, die mit dem Brustzentrum, in dem ich behandelt wurde, zusammenarbeitet, angeschlossen, in der sich an Brustkrebs erkrankte Frauen einmal im Monat austauschen. Auch wenn die Frauen alle sehr nett und hilfsbereit sind, fehlt mir doch der Austausch mit Betroffenen in meinem Alter, mit den gleichen Sorgen und Nöten. Die Gedanken und Träume der teilweise deutlich älteren Frauen unterscheiden sich doch sehr von meinen. Sie wünschen sich einen schönen Lebensabend. In einem Alter von 60 und älter ist dies auch völlig berechtigt. Aber was nützen uns jüngeren Frauen vielleicht noch 10 oder 15 Jahre? Wir stehen mitten im Leben und haben die gleichen Wünsche wie andere gesunde Frauen in unserem Alter auch: ein ganz normales Leben, in dem noch kein Platz ist, seine Lebensziele und -planung zu begraben und schon gar nicht an seinen Lebensabend zu denken.

Da ich wusste, wie wichtig es für mich war, meine seelische Balance wieder zu finden, habe ich mich telefonisch mit der Diplom-Psychologin in Verbindung gesetzt, die mich schon im Brustzentrum psychoonkologisch betreut hatte. Mit ihr konnte ich meinen Kummer und meine Ängste besprechen. Ihr Zuhören und Beistand taten mir gut und halfen mir, meine Gedanken zu ordnen. Sie sagte mir, dass ich mich immer bei ihr melden kann und bot mir an, in ihre ambulante kostenlose Sprechstunde zu kommen.

Der lang ersehnte Hormontest

Je näher der Termin des Hormontests heranrückte, umso nervöser und verkrampfter wurde ich. Einerseits war ich froh, bald nicht mehr mit der quälenden Ungewissheit leben zu müssen. Da ich aber andererseits überhaupt noch nicht wusste, wie ich mit einem negativen Ergebnis umgehen sollte, hatte ich auch Angst davor.

Am Mittwoch, 20. April, 16.30 Uhr, war es so weit, ich hatte die Blutabnahme für die Bestimmung des Hormonstatus. Der Professor wollte sich melden, sobald ihm das Ergebnis vorliegt. Zwei Tage später, also sechs Monate nach Ende meiner letzten Chemotherapie, setzte meine Regelblutung ein. Auch wenn ich dies noch nicht wirklich realisieren konnte, sah ich dem Ergebnis jetzt wenigstens etwas entspannter entgegen. Fünf Tage nach der Blutentnahme hatte ich eine Nachricht vom Professor auf meinem Anrufbeantworter. Es hat einen Moment gedauert, bis ich den Mut fand, sie mir anzuhören. Er teilte mir mit, dass ich mich bei ihm melden soll, weil er die Werte gar nicht glauben konnte. Mit der Nachricht konnte ich nicht viel anfangen. Was hatte dies zu bedeuten? Eine gute oder eine schlechte Nachricht?

Als ich ihn am nächsten Tag anrief, meinte er, der Östradiolwert wäre nach Chemotherapie so hoch, dass man glauben könnte, ich hätte eine Hormonbehandlung bekommen. Mehr wollte er noch nicht dazu sagen. Der Test sollte zunächst wiederholt werden. Nicht ganz ernst gemeint, fragte ich ihn, ob er davon ausgeht, dass die Blutproben im Labor vertauscht wurden. Gleich am folgenden Tag wurde der Hormontest wiederholt. Auch der zweite Test ergab das gleiche Ergebnis: normale LH/FSH-Sekretion bei unauffälligem Östradiol (siehe S. 133–135).

Meine Hormonwerte sind normal – rein theoretisch könnte ich also schwanger werden!

Der Professor sagte mir, dass mit den vorliegenden Werten eine Schwangerschaft möglich wäre. Wir besprachen, dass ich zukünftig Folsäure (B-Vitamin, das für den gesamten Stoffwechsel, das blutbildende System und das Nervensystem wichtig ist) und Jod zusätzlich einnehmen soll. Seitdem kaufe ich mir in der Apotheke ein entsprechendes Präparat, das Folsäure und Jod enthält.

Es war schon seltsam, aber es hat einige Zeit gedauert, bis ich anfing zu begreifen, vielleicht Glück gehabt zu haben. Aber wirklich glauben konnte ich noch nicht daran. Die Anspannung der letzten Monate war dafür einfach zu extrem gewesen. Zu sehr waren meine Gefühle aufgewühlt.

Therapieauswirkungen auf eine spätere Schwangerschaft

Innerhalb eines halben Jahres nach dem letzten Behandlungszyklus einer Chemotherapie ist mit der vollständigen Elimination der Chemotherapeutika zu rechnen. Die Halbwertzeiten im Serum sind erheblich kürzer, aber abhängig von den verwendeten Medikamenten können unterschiedlich lange erhöhte Gewebekonzentrationen z. B. in den Nieren und der Leber nachgewiesen werden. In welchem Ausmaß die Eierstöcke betroffen sind, ist nicht bekannt. Es gibt keine medizinische Empfehlung, eine früh eingetretene Schwangerschaft abzubrechen. Allgemein wird geraten, mindestens zwei Jahre bis zur aktiven Aufnahme des Kinderwunsches zu warten. Dabei soll der Krankheitsverlauf abgewartet und eingeschätzt werden. In dieser Zeitspanne treten nämlich die meisten Rezidive auf. Allerdings kann eine zweijährige Wartezeit bei stark eingeschränkter Reserve der Eierstocksfunktion übermäßig lang sein. In dieser Situation ist eine individuelle Beratung in einem reproduktionsmedizinischen Zentrum dringend empfohlen.

Nach einer anthrazyklinhaltigen Chemotherapie (z. B. mit Doxorubicin oder Epirubicin) sowie einer Brustwandbestrahlung sollten Sie Ihre Herzfunktion überprüfen lassen, da die Belastung des Herzens in einer Schwangerschaft ansteigt.

Das Fehlbildungsrisiko ist nicht erhöht

Nach dem heutigen Kenntnisstand ist nicht mit einer erhöhten Fehlbildungsrate zu rechnen. Die Fehlbildungsrate neugeborener Kinder liegt generell bei ca. 4–8 % und ist unabhängig davon, ob die Eltern eine Chemo- oder Strahlentherapie der Brust bekommen haben oder nicht. Zudem gibt es keinen Hinweis darauf, dass diese Kinder ein höheres Krebsrisiko haben als Kinder von nicht behandelten Eltern. Auch die Rate von Früh- und Fehlgeburten ist nach Chemotherapie nicht erhöht.

Ich komme endlich weiter

Ich wusste jetzt zwar, dass mein Hormonstatus im Moment in Ordnung war und ich theoretisch im nächsten Monat schwanger werden könnte, aber meine innere Unruhe blieb. Ich besprach daher Anfang Mai das Ergebnis des Hormontests auch noch einmal mit meiner Frauenärztin. Sie klärte mich darüber auf, dass es keine diagnostische Möglichkeit gibt zu testen, ob die verbliebenen Follikel durch die Therapien geschädigt worden waren oder nicht. Bei der humangenetischen Beratung, zu der sie mir riet, erhielt ich natürlich auch keine Antwort auf diese Frage. Immerhin bestätigten sie mir dort aber, dass es sich bei mir wahrscheinlich nicht um familiären Brustkrebs (siehe S. 19) handelte. Ich war sehr erleichtert, denn ansonsten hätte eine hohe Wahrscheinlichkeit bestanden, dass ich an einem zweiten Karzinom erkranke. Zudem brauchte ich nicht zu befürchten, dass meine Kinder, falls es klappen sollte, ein höheres Risiko haben, ebenfalls Brustkrebs zu bekommen.

Über einige Umwege kam ich Mitte März 2006, also fast ein Jahr nach meinem Hormontest, endlich zu Dr. Rösing, mit dem ich zunächst telefonierte. Ich schilderte ihm kurz meinen Krankheitsverlauf, die katastrophalen Erfahrungen, die ich während der Chemotherapie gemacht hatte und meine drängenden Fragen zu einer möglichen Schwangerschaft. Als er erfuhr, dass ich hormonrezeptornegativ bin, sagte er mir, dass bei mir im Fall einer Fertilitätsstörung zum Glück alle Optionen offen wären; von der Einnahme von Hormonen bis hin zu einer künstlichen Befruchtung. Endlich ein Lichtblick. Er hatte sich bereits bei dem Telefonat sehr viel Zeit für mich genommen, und ich freute mich darauf, ihn persönlich kennenzulernen.

Das Gespräch – meine Zweifel werden ausgeräumt

Nach langem Warten war es dann – sechs Wochen später – am Mittwoch, 27. April, 14.00 Uhr, endlich so weit, das ersehnte Gespräch mit Dr. Rösing stand an. Von der Schwester erhielt ich einen mehrseitigen Fragebogen, den ich im Wartezimmer ausfüllen sollte. Jetzt war ich erst einmal damit beschäftigt, eine Flut von Fragen zu beantworten: z.B. ob Allergien bestehen, ich rauche, in welchen Abständen ich meine Menstruation habe, wie lange sie anhält, ob ich Beschwerden vor oder während der Menstruation habe, über evtl. vorausgegangene Schwangerschaften und sehr intime Fragen über die Häufigkeit meines Geschlechtsverkehrs.

Die wichtigste Frage für mich lautete, inwieweit die Chemotherapie die Funktion meiner Eierstöcke eingeschränkt hatte.

Ich zeigte ihm meine Temperaturkurven. In den vergangenen Monaten hatte ich morgens vor dem Aufstehen meine Körpertemperatur gemessen. Da auf einigen Kurven die Temperatur in der zweiten Zyklushälfte nicht angestiegen war, bedeutete dies, dass keine Ovulation stattgefunden hatte.

Dr. Rösing erklärte, dass der effektivste Test zur Überprüfung meiner ovariellen Reserve die Stimulation sei, und wir vereinbarten, drei Zyklen mit einer geringen Hormonstimulation und Beobachtung der Follikelreifung durch Ultraschalluntersuchung und Messung der Östrogen- und LH-Werte zu machen.

Es soll eine Hormonstimulation erfolgen

Das Ziel der Hormonstimulation war, ein bzw. maximal zwei Eibläschen zur Reifung zu bringen, den Eisprung mit einem Medikament auszulösen und dann Geschlechtsverkehr zum optimalen Zeitpunkt zu haben. So sollte nicht nur meine Ovarreserve geprüft, sondern auch mein Zyklus optimiert werden. Durch die Hormonstimulation wird sichergestellt, dass es auch zu einem Eisprung kommt.

Natürlich machte ich mir etwas Sorgen darüber, mich mit zusätzlichen Hormonen zu stimulieren, auch wenn mein Tumor hormonrezeptornegativ gewesen war. Es beruhigte mich sehr, als er mich darüber informierte, dass kleine Studien gezeigt haben, dass eine Stimulationstherapie, und dies gilt auch bei einer wesentlich höheren Stimulationsdosis einer künstliche Befruchtung, keinen negativen Effekt auf den Krankheitsverlauf hat. Und zwar unabhängig davon, ob eine Schwangerschaft eintritt oder nicht.

Ich will auf »normalem Weg« schwanger werden

Für den Fall, dass die Versuche erfolglos bleiben sollten, würden wir uns neue Gedanken machen und auch meinen Mann in die Diagnostik einbeziehen und bei ihm ein Spermiogramm veranlassen. Dr. Rösing machte mich damals bereits darauf aufmerksam, dass ich am schnellsten und wahrscheinlichsten durch eine künstliche Befruchtung schwanger werden könnte. Prinzipiell interessierte mich dieses Thema und ich fand seine Ausführungen hierüber sehr aufschlussreich. Für mich kam dies aber nicht in Frage und ich konnte mir nicht vorstellen, dass ich mich damit einmal konkret beschäftigen würde. Warum dies so war, kann ich nicht genau sagen. Vielleicht hatte ich Angst vor dem ganzen Aufwand und Stress, der damit verbunden war. Wahrscheinlich lag es aber einfach daran, dass mir mein Bauchgefühl sagte, dass ich auf ganz »normalem« Weg schwanger werde. Auch wenn ich bereits bei der humangenetischen Beratung darüber aufgeklärt wurde, trotz der erfolgten zytotoxischen Therapie kein potentiell höheres Risiko einer genetischen Schädigung meines Nachwuchses zu haben, so war es doch sehr ermutigend, dies von Dr. Rösing nochmals bestätigt zu bekommen.

Als ich die Klinik verließ, war ich erschlagen von den vielen Informationen. Trotzdem war ich von einem unbeschreiblichen Glücksgefühl erfüllt.

Da nach Studien belegt ist, dass ich aufgrund der Chemotherapie auf jeden Fall früher in die Wechseljahre komme, waren wir uns einig darüber, dass es nun unverzüglich, um nicht noch mehr Zeit zu verlieren, mit der Diagnostik und der Therapie losgehen sollte. Wir vereinbarten, dass ich mich an meinem nächsten Zyklusanfang in der Ambulanz melden sollte, um einen Termin für ein Echovist-Ultraschall, das nach Ende der Periodenblutung in der ersten Zyklushälfte durchgeführt werden sollte und bei dem meine Eileiterdurchlässigkeit geprüft werden sollte, zu machen.

Außerdem sollte ich zwischen meinem 3.–5. Zyklustag zur Blutabnahme kommen, um über die wichtigsten Blutwerte einen Überblick meiner hormonellen Situation zu bekommen. Zudem sollte geprüft werden, ob eine Chlamydieninfektion vorlag und der Rötelntiter sollte bestimmt werden, zur Klärung, ob ich eine ausreichende Immunität habe.

Auch wenn ich bis dahin von allen meinen behandelnden Ärzten immer sehr positiv in meinem Vorhaben motiviert wurde, spürte ich, dass ich endlich das gefunden hatte, wonach ich die vielen vorangegangenen Monate so lange gesucht hatte. Einen Arzt, der auf alle meine Fragen eingegangen war und mir bei meiner endgültigen Entscheidungsfindung, jetzt endlich, nach so langer Zeit, zu versuchen, meinen Kinderwunsch auch tatsächlich zu verwirklichen, hilfreich zur Seite gestanden hatte. Ich war davon überzeugt, es mit ihm gemeinsam zu schaffen, mein großes Ziel zu erreichen. Mein erster Eindruck nach dem Telefonat hatte mich nicht getäuscht. Dr. Rösing war nicht nur überaus kompetent, sondern auch sehr sympathisch – die Chemie stimmte. Was auch sehr wichtig war, denn es gibt wohl kaum etwas Intimeres und Persönlicheres mit seinem Arzt zu besprechen als das Thema Kinderwunsch.

Fertilitätsdiagnostik und -stimulation

Die offensichtlichste Manifestation einer regelmäßigen ovariellen Aktivität ist die Zyklusblutung. Sie hängt mit der hormonellen Aktivität des Eierstocks zusammen. Der Follikel ist die Struktur des Eierstocks, in der die Eizelle heranreift. Sie unterliegt dem Einfluss von follikelstimulierendem Hormon (FSH), das aus der Hirnanhangsdrüse ausgeschüttet wird.

Das Zusammenspiel der Hormone

Der Follikel schüttet in der etwa zweiwöchigen Reifungsphase vornehmlich das Hormon Östradiol aus. Das führt unter anderem zum Anwachsen der Gebärmuterschleimhaut und bereitet diese auf die Einnistung eines Embryos vor. Nach ausreichendem Follikelwachstum schüttet die Hirnanhangsdrüse das luteinisierende Hormon (LH) aus. Das bewirkt zum einen den Eisprung, zum anderen wird der Follikel in den Gelbkörper umgewandelt.

INFO

FertiPROTEKT

Das deutsche Netzwerk für fertilitätsprojektive Maßnahmen bei Chemo- und Strahlentherapie »FertiPROTEKT« ist ein vorwiegend universitärer Verbund, der 2006 gegründet und inzwischen auf den gesamten deutschsprachigen Raum ausgeweitet wurde. FertiPROTEKT will Frauen und Männern vor und nach einer Chemo- oder Strahlentherapie die Möglichkeit geben, sich nach neuesten wissenschaftlichen Erkenntnissen hinsichtlich ihrer Fruchtbarkeit beraten und ggf. auch Maßnahmen zum Schutz ihrer Fruchtbarkeit durchführen zu lassen.

Es finden regelmäßige Arbeitstreffen aller Teilnehmer statt, um den Informationsfluss und die gleichmäßige Entwicklung der Beratungsinhalte und Behandlungsformen zu gewährleisten. Die Teilnehmerzentren müssen über alle fertilitätsprotektiven Maßnahmen beraten, und diese auch anbieten können, oder eine Kooperation mit einem anbietenden Zentrum haben.

Die Homepage von FertiPROTEKT bietet eine Vielzahl von ständig aktualisierten Informationen für Patienten und Ärzte: www.fertiprotekt.de.

Kinderwunsch

Der Gelbkörper (Corpus luteum) produziert Progesteron und Östradiol. Diese Hormone stabilisieren die Gebärmutterschleimhaut, sodass sich ein Embryo einnisten und wachsen kann. Kommt keine Schwangerschaft zustande, brechen der Gelbkörper und seine Hormonproduktion zusammen. Die Gebärmutterschleimhaut blutet ab.

Ein normal funktionierender Eierstock führt also zu einer regelmäßigen, zyklisch auftretenden Blutung. Andersherum garantiert aber nicht jede Blutung eine vollständige Eizellreifung. Im Verlauf der Biografie eines Eierstocks lässt deren Fruchtbarkeitspotential als Erstes nach, bevor die Zyklen zunehmend unregelmäßig werden und schließlich die letzte Monatsblutung (Menopause) eintritt. Der zeitliche Verlauf von der nachlassenden Fruchtbarkeit bis zum letzten Blutungsereignis beträgt mehrere Jahre.

Was die Blutwerte aussagen

Frühe Anzeichen eines nachlassenden Potentials der Eierstöcke können zum einen ansteigende FSH-Werte sein.

FSH-Wert

FSH stimuliert das Follikelwachstum. Wenn der Eierstock nicht mehr mit einem ausreichenden Follikelwachstum und ausreichender Hormonproduktion reagiert, wird durch fehlende Rückkopplung das Signal, in diesem Fall FSH, verstärkt ausgeschüttet. Hohe FSH-Werte deuten also auf eine Follikelwachstumsstörung hin. Leider ist der Umkehrschluss nicht zulässig. Niedrige FSH-Werte sind nämlich kein Garant für eine ungestörte Eizellentwicklung oder gute Eizellreserve.

Anti-Müller-Hormon (AMH)

Seit einiger Zeit wird zur Einschätzung der Eizellreserve das Anti-Müller-Hormon (AMH) herangezogen. Dieses Hormon wird von den vielen unreifen Follikeln im Eierstock ausgeschüttet. Es scheint von den Hormonwerten am besten mit dem »Fertilitätspotential« des Eierstocks zu korrelieren. Ein hoher AMH-Wert reflektiert viele Follikel und eine gute Eizellreserve. Mit abnehmendem »Eizellpool« fällt auch der AMH-Wert im Blut. Der Vorhersagewert des AMH ist am genauesten in Kombination mit einer begleitenden Ultraschalluntersuchung, bei der die kleinen Follikel im Eierstock gezählt werden können (antral follicle count, AFC), und einer FSH-Bestimmung.

Die FSH-Bestimmung sollte zwischen dem 3.–5. Zyklustag erfolgen (1. Zyklustag ist der erste Tag der Monatsblutung). Die beiden anderen Parameter (AMH und AFC) sind zyklusunabhängig.

Wichtige Parameter zur Einschätzung der Fruchtbarkeit

	Phase	Normalbereich	Was bedeuten höhere Werte?	Was bedeuten niedrigere Werte?
Follikelzahl (AFC)	zyklusunabhängig	> 5–6 pro Eierstock	Bei Werten > 12 handelt es sich um ein polizystisches Ovar mit möglicherweise gestörter Eizellreifung.	Bei Werten < 5 ist die ovarielle Reserve erschöpft.
follikelstimulierendes Hormon (FSH)	3.–5. Zyklustag	2–10 IE/ml (3.–5. Zyklustag)	Werte > 10 IE/ml weisen auf einen verminderte Eierstocksfunktionsreserve hin.	Bei Werten < 2 IE/ml könnte eine Funktionsstörung der Hirnanhangdrüse bestehen.
Anti-Müller-Hormon (AMH)	zyklusunabhängig	Normwerte noch nicht eindeutig etabliert.	Hohe Werte bedeuten eine hohe Follikelreserve.	Niedrige Werte bedeuten eine niedrige, erschöpfte Follikelreserve.

Medikamentöse Stimulation der Eierstöcke als Test

Der aussagekräftigste Test ist allerdings die medikamentöse Stimulierbarkeit des Eierstocks selber. Die Anzahl der Follikel und enthaltenen Eizellen, die ein Eierstock pro Zyklus hervorbringen kann, das heißt die Reserve des Eierstocks, steht in direktem Zusammenhang mit der Integrität der Eizellen. Bei guter ovarieller Reserve sind Störungen der Eizellfunktion seltener.

Bei einer solchen Stimulationsbehandlung ist der Test auch gleich der erste Therapiezyklus. Es stehen verschiedene Behandlungsmöglichkeiten auf dem Weg zur Schwangerschaft zur Verfügung, die auf S. 143–146 erläutert werden.

Zwischen Hoffen und Bangen

Schon auf dem Weg nach Hause hatte ich ein merkwürdiges Ziehen im Unterleib, leichte Kopfschmerzen und das Gefühl, meine Tage zu bekommen. Da ich aber erst an meinem 16. Zyklustag war, konnte dies eigentlich gar nicht sein. Aber aus welchem Grund auch immer, es war so. Da ich etwas irritiert darüber war und mir nicht sicher war, ob es vielleicht nur eine kurze Zwischenblutung war, fragte ich Dr. Rösing. Er ging davon aus, dass ich einen verkürzten Zyklus hatte und es meine normale Menstruationsblutung war. Da jetzt alles schneller gekommen war als geplant, bin ich bereits am folgenden Montag, 1. Mai, an meinem 5. Zyklustag zur Blutabnahme gefahren.

Sind meine Eileiter durchgängig? Das wird jetzt überprüft.

Donnerstag, 4. Mai, die Ultraschallkontrastuntersuchung stand an. Ein wenig nervös war ich schon, zumal ich in einigen Internetforen gelesen hatte, wie schmerzhaft manche Frauen diese Untersuchung empfunden haben. Aber ich hatte mir vorgenommen, mich nicht unnötig verrückt zu machen und zudem beruhigte es mich zu wissen, dass Dr. Rösing die Untersuchung machte. Ich musste dann noch ein Zäpfchen nehmen, das die Muskulatur entspannt.

Auf dem gynäkologischen Untersuchungsstuhl desinfizierte Dr. Rösing zunächst meine Scheide. Er führte dann einen dünnen Katheter in meine Gebärmutterhöhle ein. Der Ballon am Katheterende wurde mit Flüssigkeit gefüllt, damit er nicht wieder herausrutschen und die Echovist-Zucker-Lösung nicht zurücklaufen konnte. Danach spritzte er über einen zweiten Eingang des Katheters langsam die Echovist-Lösung ein. Durch den Ultraschallkopf, der in meiner Scheide platziert war, konnte ich jetzt selbst auf dem Ultraschallbild mitverfolgen, wie sich das Kontrastmittel durch die Eileiter bewegte und abfloss – beide Eileiter waren durchgängig. Wobei es natürlich nur darauf ankam, dass mein linker Eileiter durchgängig war. Einfühlsam wie Dr. Rösing ist, fragte er mich mehrmals, ob er mir wehtun würde. Ich war überrascht, dass alles völlig schmerzfrei verlief.

Nach Beendigung der Eileiteruntersuchung entfernte er den Ballon, um dann im 3D-Ultraschall die Gebärmutterhöhle betrachten zu können, die sich als völlig unauffällig darstellte. Da es durch die einlaufende Flüssigkeit zu einer Reizung des Bauchfells und dadurch zu Kreislaufbeschwerden kommen kann, musste ich noch für ca. 20 Minuten auf dem Untersuchungsstuhl liegen bleiben, bis ich nach Hause fahren durfte.

Meine Hormonwerte sind o.k.

Drei Wochen später hatte ich am Mittwoch, dem 24. Mai, einen weiteren Termin bei Dr. Rösing, um mit ihm die Ergebnisse der Hormonanalyse zu besprechen und meinen genauen Therapieplan festzulegen. Die Blutwerte ergaben keine besonders großen Auffälligkeiten. Der FSH-Wert war mit 6,6 IE/ml gut. Meine Schilddrüsenhormone, die einen wichtigen Einfluss auf die Fruchtbarkeit haben, waren in Ordnung. Der LH-Wert war aus nicht erklärbarem Grund erhöht und das Gesamttestosteron lag unwesentlich über dem Referenzbereich.

Eine übermäßige Ausschüttung männlicher Geschlechtshormone führt zu Störungen der Eizellreifung bis hin zum Ausbleiben des Eisprungs. Da der Wert bei mir aber nicht besorgniserregend war, brauchte auch keine Behandlung oder weitere Abklärung zu erfolgen. Wir besprachen, dass ich an meinem 3. Zyklustag damit beginnen sollte, meinen nach den Ergebnissen wohl halbwegs funktionierenden Zyklus medikamentös mit täglich 75 Einheiten Gonal f (gentechnologisch gewonnenes FSH/Gonadotropin) zu optimieren und am 7. Tag zur Blutabnahme und zum ersten Ultraschall zu kommen.

Da es sich um einen körpereigenen Stoff handelte und nur geringe Dosierungen nötig waren, würden wahrscheinlich keine wesentlichen unerwünschten Nebenwirkungen auf mich zukommen. Eine erheblich kostengünstigere Alternative zur Stimulation mit Gonadotropinen (FSH und LH), aber mit wesentlichen Nachteilen behaftet, wäre das Medikament Clomifen, das in Tablettenform genommen wird, gewesen. Wegen der antiöstrogenen Wirkung können bei Clomifen jedoch typische Symptome der Wechseljahre (z.B. depressive Verstimmungen, Hitzewallungen und Kopfschmerzen) als Nebenwirkung auftreten. Und für mich, wegen meiner Vorgeschichte nicht ganz uninteressant, sind nach Clomifenbehandlung Zysten an den Eierstöcken wahrscheinlicher als bei einer niedrig dosierten Behandlung mit Gonadotropinen. Der Nachteil der Gonadotropine ist, dass diese täglich subkutan, das heißt in die Unterhaut gespritzt werden müssen. Dafür ist es aber von wesentlichem Vorteil, dass die Halbwertzeit von Gonadotropinen geringer ist und die Dosierung individueller angepasst werden kann.

Die Stimulation beginnt

Dienstag, 20. Juni, nach 32 Zyklustagen war es so weit, meine Blutung setzte ein und donnerstags morgens hieß es, die ersten 75 Einheiten Gonal f zu spritzen. Ich hatte mich etwas schlau darüber gemacht, wie man am besten die Spritze setzt. Ich erklärte meinem Mann, dass er locker aus dem Handgelenk – wie beim Abwurf eines Dartpfeils – in den »Bauchspeck« unterhalb des Nabels einstechen soll. Nach einigen Tagen war mein Mann bereits so routiniert, dass ich von dem Einstich kaum noch etwas spürte.

Montag, 26. Juni, an meinem 7. Zyklus- und 5. Stimulationstag hatte ich den Termin zur ersten Blutabnahme und zum Ultraschall. Es hatte sich noch nichts getan. Die Follikel waren unter 10 mm, die Gebärmutterschleimhaut flach und der Östrogenwert mit unter 20 pg/ml extrem niedrig. Da ich damals noch keine Ahnung davon hatte, wie die Werte zu diesem Zeitpunkt sein müssten, war ich auch noch nicht beunruhigt. Dies änderte sich allerdings schlagartig, als sich drei Tage später, donnerstags, immer noch nichts Entscheidendes geändert hatte. Dr. Rösing sagte mir, dass dies nicht normal wäre und er dies aufgrund der Hormonwerte, die Anfang Mai bestimmt wurden, nicht erwartet hätte.

Zum Glück gibt mein Mann mir die tägliche Spritze in den »Bauchspeck«.

Ich sollte jetzt erst einmal die Dosis auf 112,5 Einheiten täglich erhöhen, in der Hoffnung, dass mein Eierstock vielleicht einfach nur eine höhere Dosis benötigt, um in Gang zu kommen. In einem seltenen Fall könnte es auch an dem Medikament liegen, auf das mein Eierstock nicht anspricht. Natürlich gönnte ich Dr. Rösing seinen verdienten Sommerurlaub. Aber es kam mir trotzdem etwas ungelegen, dass er mir ausgerechnet jetzt als mein vertrauensvoller Ansprechpartner für die nächsten zwei Wochen fehlen würde. Auch den kommenden Montag konnte sein Kollege immer noch keine Veränderung feststellen. Der Arzt meinte, dass ich eigentlich bei den niedrigen Östrogenwerten (gemessen wurde < 20 bis 26 pg/ml), die normalerweise in der Postmenopause bestehen und dem massiven Abfall zum letzten Monat Hitzewallungen haben müsste, die ich aber absolut nicht hatte.

Heute kann ich dem Ganzen noch etwas Positives abgewinnen. Vielleicht habe ich das Glück und gehöre einmal zu dem Drittel der Frauen, die in den Wechseljahren keinerlei Beschwerden haben. Schon aufgrund meines Alters wäre es normal, dass die Eierstöcke auf die Hormongabe nicht immer ansprechen würden – »jeder Zyklus wäre immer ein neues Glücksspiel«. Für die nächsten vier Tage sollte ich die Dosis nochmals auf 150 Einheiten erhöhen. Ich tat dies mit größtem Unwillen, weil mir mein Bauchgefühl sagte, dass es nichts bringen würde und völlig sinnlos wäre. Freitag, 7. Juli, brachte dann auch die Entscheidung. Da auch die mehrmalige Erhöhung der Dosis keinen Erfolg gezeigt hatte, wurde die Stimulation abgebrochen. Trotz allem war ich erst einmal froh darüber, denn es hatte mich jeden Morgen ein Stück mehr Überwindung gekostet, mich von meinem Mann weiterhin spritzen zu lassen.

Der Versuch scheitert und für mich bricht wieder eine Welt zusammen.

Ich war so hoffnungsvoll und positiv in die Stimulation gestartet, und nun stand ich wieder vor einem riesigen Scherbenhaufen. Wieder diese unerträgliche Ungewissheit und Panik, dass ich keine Follikel mehr habe und es daher auch nichts mehr zu stimulieren gibt. Meine Erinnerungen an die Zeit nach der Chemotherapie mit allen ihren schlaflosen Nächten waren wieder so präsent, als wenn es erst gestern gewesen wäre. Ich war ganz tief gefallen und brauchte ein paar Tage, um wieder einen klaren Gedanken fassen zu können. Mir wurde bewusst, dass ich alle meine positive Energie mobilisieren musste und keinesfalls resignieren durfte.

Im nächsten Zyklus klappte es auch nicht

Dr. Rösing bestärkte mich darin, nicht gleich nach einem missglückten Versuch aufzugeben, und so stimulierte ich auch den nächsten Zyklus mit Gonal f und löste den Eisprung mit Predalon aus, um dann zum optimalen Zeitpunkt mit meinem Mann zu schlafen. Leider ohne positives Resultat, was vielleicht daran lag, dass ich dieses Mal eine zu hohe Dosis Gonal f genommen hatte und der Follikel zu schnell heranreifte.

Beim nächsten Zyklus sollte ich wieder mit einer geringeren Dosis starten, um den Follikel langsamer wachsen zu lassen. Trotzdem blieb auch dieser Versuch erfolglos. Im Laufe unserer vergeblichen Bemühungen hatte ich mich aber auch schon mit dem Thema künstliche Befruchtung auseinandergesetzt und stand dieser Möglichkeit, die ich zunächst abgelehnt hatte, nun offen gegenüber.

Das ständige Auf und Ab belastet mich mehr, als ich dachte.

Es gab jetzt noch einiges zu erledigen. Für meinen Mann und mich war der Nachweis eines negativen HIV-Testes erforderlich. Bei mir sollten nochmals diverse Hormonwerte gemessen, ein Hepatitis-B-Test gemacht und der aktuelle Röteltiter bestimmt werden. Zudem mussten mein Mann und ich noch an einer »psychosozialen Beratung« teilnehmen, die aber für uns wenig hilfreich war und sich eher wie eine »Zwangsveranstaltung« anfühlte, um die notwendige Beratungsbescheinigung zu erhalten.

Bevor es losgehen sollte, hatten wir zum Glück einige Wochen Luft – ohne Spritzen, Blutabnahmen, Ultraschall, bangem Warten auf den Schwangerschaftstest – und ich merkte erst jetzt richtig, wo etwas Ruhe einkehrte, wie anstrengend die vergangenen Monate gewesen waren. Es war ein ewiges Auf und Ab an Hoffnungen, Enttäuschungen und Ängsten. Auch wenn ich mir dies vorher nicht hätte vorstellen können, aber es war Stress pur, der natürlich auch nicht spurlos an unserer Partnerschaft vorbeiging. Es hat mir sehr geholfen, mit meiner Familie, mit Freunden und auch mit meinen Arbeitskolleginnen offen über unsere Kinderwunschbehandlung sprechen zu können; und auch mein Chef war eingeweiht, sodass ich mir keine Notlügen einfallen lassen musste, wenn ich mal wieder morgens erst später zur Arbeit kam – im Gegenteil, er hatte volles Verständnis für meine Situation.

Wir versuchen es mit künstlicher Befruchtung

Der erste Anlauf zur künstlichen Befruchtung verlief extrem enttäuschend: Bei der Follikelpunktion konnte keine Eizelle punktiert werden, weil ich einen vorzeitigen Eisprung gehabt hatte. Ich kann gar nicht beschreiben, was für ein Gefühlschaos auf mich einstürzte, als ich das erfuhr – Wut, Enttäuschung, Hoffnungslosigkeit. Ich hatte mich während der Stimulation schon darauf eingestellt, dass wegen ausbleibendem Follikelwachstum der Versuch abgebrochen wird oder dass es zu keinem Transfer kommt, weil die Eizelle nicht befruchtet werden konnte, aber damit hatte ich überhaupt nicht gerechnet.

Ich kann es nicht glauben, es hat geklappt! Ich bin schwanger!

Um nichts unversucht zu lassen und die Eizelle, die sich früher als geplant auf die – natürliche – Wanderung durch den Eileiter begeben hatte, vielleicht doch zu befruchten, wurde mir das aufbereitete Sperma meines Mannes in die Gebärmutter gespritzt. Es bestand zwar keine besonders hohe Wahrscheinlichkeit, dass die Insemination von einer Schwangerschaft »gekrönt« werden würde, aber immerhin war es für uns ein wenig tröstlich, dass die Mühen und Kosten der Stimulation nicht ganz vergebens gewesen waren.

Aber beim nächsten Versuch, bei dem mir nur eine einzige Eizelle entnommen werden konnte, hat es tatsächlich geklappt. Die Eizelle hat sich befruchten lassen und wurde mir zwei Tage später als Sechszeller in die Gebärmutter gespült. Vom Ablauf ähnelte dies sehr der mir bereits bekannten Insemination. Obwohl der Vorgang völlig schmerzfrei war, war ich extrem angespannt und verkrampft. Auch wenn es nur einen kurzen Moment dauerte, schossen mir unendlich viele Gedanken durch den Kopf. Seit Monaten war mir meine Krebserkrankung nicht mehr so nah wie in diesem Augenblick. Ich musste mit den Tränen kämpfen.

Mein Körper war bereit, ich war bereit und doch war ich mir für einen ganz kurzen Moment unsicher. War es unverantwortlich, was ich tat? Doch dann war mein ungebrochener Lebensmut wieder da und ich war mir sicher, dass es keineswegs unverantwortlich war. Ich glaubte an die Zukunft und ich verbannte auch den allerletzten kleinsten Gedanken an den Tod aus meinem Leben. Ich begrüßte unseren kleinen »Einzelkämpfer«, sagte ihm, dass sich seine

Eltern unendlich auf ihn freuen und versicherte ihm, mit all unserer Liebe und Kraft immer für ihn da zu sein. Es war ein kaum beschreibbares Gefühl zu wissen, nun ein winzig kleines lebendes »Krümelchen« in mir zu haben, das nun kämpfen musste, um sich bei mir einzunisten. Zwölf Tage später erhielt ich die schönste Nachricht meines Lebens: ich war schwanger!!

Ich erleide eine Fehlgeburt

Mir ging es blendend. Ich hatte keinerlei Schwangerschaftsbeschwerden. Unser kleines »Krümelchen« entwickelte sich völlig zeitgerecht und wir fingen langsam an zu begreifen, Eltern zu werden. Unser Glück sollte aber nicht von langer Dauer sein. Bei einem Ultraschall stellte meine Frauenärztin fest, dass das Herzchen Ende der neunten Schwangerschaftswoche aufgehört hatte zu schlagen. Schock und unendliche Trauer. Zwei Tage später wurde die Ausschabung vorgenommen und von dem Embryo eine Chromosomenanalyse veranlasst. Drei Wochen später erfuhren wir, dass wir ein Mädchen bekommen hätten, ohne Hinweis auf eine Chromosomenanomalie.

Assistierte reproduktionsmedizinische Therapie

Bei der Behandlung der Sterilität wird versucht, eine Eizelle und ein Spermium näher zusammenzubringen, um eine Befruchtung der Eizelle und das Entstehen eines Embryos zu begünstigen. Dazu stehen methodisch drei Prinzipien zur Verfügung:

- **Die intrauterine Insemination (IUI):** Aufbereitete Spermien werden mit einem Katheter in die Gebärmutterhöhle zum Zeitpunkt der Ovulation gegeben. Die Reifung der Follikel (Eibläschen) und das Auslösen des Eisprunges werden meistens medikamentös unterstützt. Eine Zyklusoptimierung (VZO) verläuft mit ähnlicher medikamentöser Unterstützung, im Unterschied zur IUI wird aber auf eine Aufbereitung der Spermien verzichtet. Nach Auslösen des Eisprungs erfolgt hier die »Eingabe« der Spermien auf natürlichem Weg.
- **Die In-vitro-Fertilisation (IVF):** In der Regel findet eine Stimulationsbehandlung zur Reifung mehrerer Follikel und darin befindlicher Eizellen sowie eine medikamentöse Ovulationsinduktion vor Entnahme der Eizellen statt. Aufbereitete Spermien werden mit den aus dem Eierstock gewonnenen Eizellen außerhalb des Körpers, in vitro, zusammengegeben.
- **Die intrazytoplasmatische Spermieninjektion (ICSI):** Ein einzelnes Spermium wird extrakorporal in die Eizelle injiziert. Die Gewinnung der Eizelle verläuft wie bei der IVF-Behandlung.

Es finden sich also bei allen Methoden die folgenden Schritte:

1. Medikamentöse Stimulation des Follikelwachstums und Auslösen des Eisprunges.
2. Aufbereitung von Spermien.
3. Annäherung von Eizelle und Spermium mit dem Ziel der Befruchtung.

Kinderwunsch

Follikelstimulation

Zur Stimulation der Eierstöcke wird als kostengünstigste Behandlung Clomifen eingesetzt, das den Östrogenrezeptor besetzt und dadurch zu einer verstärkten FSH-Ausschüttung führt, was das Follikelwachstum stimuliert. Präziser erfolgt die Stimulation durch Einsatz urinärer oder rekombinanter FSH-Präparate, die subkutan injiziert werden und direkt auf den Eierstock wirken.

Bei der IUI sollen 1–2 Eizellen reifen

Bei der Inseminationsbehandlung muss das Wachstum mehrerer Eizellen vermieden werden, da sonst das Risiko höhergradiger Mehrlingsschwangerschaften (Drillinge und darüber) ansteigt. Ziel ist also die Entwicklung von ein oder zwei Follikeln. Bei zu starker ovarieller Antwort auf die Stimulation muss die Behandlung abgebrochen werden und kann in einem Folgezyklus mit niedrigerer Dosierung wieder aufgenommen werden.

Bei IVF und ICSI sollen mehrere Eizellen reifen

Für die IVF- und die ICSI-Behandlung ist dagegen das Heranreifen mehrerer Eizellen erwünscht. Dieser Vorgang heißt kontrollierte ovarielle Überstimulation. Um eine ausreichende Anzahl von Eizellen bei der Follikelpunktion zu gewinnen, muss auch hier eine Vorbehandlung der Eierstöcke stattfinden. Durch eine höher dosierte FSH-Gabe als tägliche Spritze entwickelt sich nicht nur der dominante Follikel mit seiner Eizelle, wie im normalen Zyklus, sondern es werden mehrere Follikel zu weiterem Wachstum angeregt. Dabei können im Durchschnitt bei einer Follikelpunktion 8–9 Eizellen gewonnen werden.

INFO

Was ist ein Überstimulationssyndrom?

Bei der ovariellen Stimulationsbehandlung (IVF/ICSI) besteht das Risiko eines Überstimulationssyndroms als Folge zu vehementer ovarieller Stimulation. Es entsteht erst nach der Eizellentnahme und ist schwer vorherzusehen. Durch die starke ovarielle Antwort kann es zu Bauchbeschwerden, Flüssigkeitsverschiebung in den Bauchraum und Atemnot kommen. Außerdem steigt das Thromboserisiko. In besonders ausgeprägten Fällen kann eine stationäre Behandlung notwendig werden. Eventuell muss der Embryonentransfer so lange verschoben werden, bis die ovarielle Überstimulation abgeklungen ist.

Jeder der Follikel ist endokrin aktiv und produziert in der Stimulations-/Wachstumsphase zunehmend Östrogene. Das bedeutet, dass die Östradiolkonzentration im Serum bis um den Faktor 10 über den im Zyklus üblichen Werten liegt. Die Progesteronkonzentration bleibt allerdings niedrig, wie in der spontanen, unstimulierten Follikelphase, da der Follikel vor dem Eisprung kein Progesteron freisetzt. Wenn keine Schwangerschaft eintritt, normalisieren sich die Östradiolwerte innerhalb von vier bis acht Wochen nach Behandlungsende. Bei Eintritt einer Schwangerschaft bleiben die Östradiolwerte lange erhöht, allerdings steigen dann auch die Progesteronwerte.

Eizellentnahme

Nach einer etwa zwei Wochen dauernden Stimulationsbehandlung müssen die Eizellen zur extrakorporalen Befruchtung durch IVF oder ICSI aus dem Eierstock gewonnen werden. Dazu wird bei der Frau eine ultraschallgesteuerte, vaginale Follikelpunktion durchgeführt. Der Eingriff kann in Kurznarkose erfolgen. Nach Absaugen der Follikelflüssigkeit werden die Eizellen sofort unter einem Mikroskop aufgesucht und in einer Schale mit den aufbereiteten Spermien inseminiert (IVF) oder einzelne Spermien werden in die Eizelle injiziert (ICSI).

Die Befruchtung findet innerhalb von 24 Stunden statt. Die entstandenen Embryonen werden im Mittel für 2–5 Tage kultiviert und anschließend über einen Katheter intrauterin transferiert (Embryonentransfer, ET). Der Transfer von maximal zwei Embryonen reduziert das Risiko einer höhergradigen Mehrlingsschwangerschaft. Überzählig entstandene befruchtete Eizellen können kryokonserviert (Gefrierlagerung in Stickstoff) werden und zu einem späteren Zeitpunkt aufgetaut, zu einem Embryo gereift und in die Gebärmutterhöhle verpflanzt werden. Die Schwangerschaftsraten liegen pro Behandlungsversuch bei etwa 25–35 %. Die gesamte Behandlung erfolgt ambulant und dauert etwa zwei bis drei Wochen.

Kinderwunsch

INFO

Risiken der Stimulationsbehandlung bei Brustkrebs

Bei der Follikelstimulation zur Reifung der Eizellen ergibt sich möglicherweise eine Interaktion mit einer onkologischen Erkrankung. Die starke Hormonfreisetzung in der Stimulationsphase kann vor allem bei den hormonempfindlichen Brustkrebsformen (östrogen- und oder progesteronrezeptorpositives Mammakarzinom) einen schädigenden Einfluss haben. Zwar wäre die Möglichkeit, Eizellen oder befruchtete Eizellen zu gewinnen und einzufrieren zum Schutz der Fertilität wünschenswert. Eine ovarielle Stimulationsbehandlung vor der onkologischen Behandlung birgt allerdings das Risiko einer zusätzlichen Aktivierung und Verbreitung von Tumorzellen, wenn diese mit Hormonrezeptoren bestückt sind. Insofern gilt sie in den meisten Fällen als kontraindiziert. Auch eine Stimulationsbehandlung nach einer onkologischen Therapie ist durch das mögliche Risiko einer Reaktivierung von Tumorzellen riskant. Eine individuelle Beratung und Risikoabschätzung in Zusammenarbeit mit einem Onkologen und einem Reproduktionsmediziner ist hier immer dringend anzuraten.

Unter der Stimulationsbehandlung können die Östradiolwerte durch gleichzeitigen Einsatz von Aromatasehemmern niedriger (aber immer noch deutlich über den Werten eines normalen Zyklus) gehalten werden. Außerdem liegen vereinzelte Studien von einer gleichzeitigen Behandlung mit Tamoxifen vor, zur Abschirmung der Östrogenrezeptoren während der Stimulationsbehandlung. Diese wenig erprobten Methoden scheinen gleich gute Schwangerschaftsraten zu erzielen wie eine konventionelle Stimulationsbehandlung. Über mögliche langfristige Folgen für den Verlauf der Krebserkrankung oder eine entstehende Schwangerschaft sind erst wenige Daten bekannt.

Schlusswort und Danksagung

Auch wenn es bis jetzt mit unserem Kinderwunsch nicht wieder geklappt hat, so bleibt doch die Hoffnung. Und das Wichtigste ist zu wissen, dass ich trotz Chemotherapie schwanger werden und ein gesundes Kind bekommen kann.

Trotz meiner positiven Einstellung und dem festen Glauben daran, dass mein größter Wunsch in Erfüllung gehen wird, habe ich doch während der vielen Monate der Kinderwunschbehandlung erfahren müssen, wie extrem belastend die Zeit war und wie stark unsere Beziehung darunter beansprucht wurde. Niemals hätte ich gedacht, dass nach meiner Erkrankung, die mein Mann und ich gemeinsam durchgestanden und bewältigt haben, unsere Partnerschaft jemals noch einmal dermaßen auf den Prüfstand gestellt wird.

Ich habe gelernt, meinen Krebs zu akzeptieren, auch wenn ich mir sehr wohl darüber bewusst bin, dass ich wieder daran erkranken kann. Aber wahrscheinlich ist es genau dieses Bewusstsein, das mich motiviert und mir auch nach Rückschlägen immer wieder die nötige Kraft und den Lebensmut gibt. Es gab Augenblicke, in denen ich tief gefallen war und in denen es wichtig war, meine negativen Emotionen wie Trauer und Wut zuzulassen. Dies und die Informationen und das Wissen über meinen Brustkrebs waren bei mir die Grundlage für meinen ganz persönlichen Weg der Verarbeitung. Ich habe den Brustkrebs überlebt und bin daran gewachsen. All das Erlebte hat mich stark und zu einer selbstbewussteren Frau werden lassen.

Wem ich besonders danken möchte

Mein Gefühlsleben glich in den letzten vier Jahren einer Achterbahnfahrt, immer wieder ging es bergab in Verzweiflung und Hoffnungslosigkeit, und immer wieder musste ich mich hochkämpfen und neuen Mut schöpfen. Was hätte ich nur ohne meinen Mann, meine Eltern und meine Familie gemacht, die mir immer zur Seite standen und für mich da waren? Ihre Liebe und ihr

Schlusswort

Zuspruch haben mir während meiner Erkrankung den nötigen Halt gegeben. Meine Freunde, eingeweihte Arbeitskolleginnen und mein Vorgesetzter haben mich immer unterstützt und liebevoll begleitet. Von Herzen möchte ich mich bei Euch allen für Eure Geduld und Euer Verständnis bedanken.

Der Selbsthilfegruppe FRANKA e.V. und auch allen meinen ärztlichen Begleitern gilt mein Dank. Insbesondere möchte ich Prof. Dr. Friedrich Wolff, Chefarzt der Frauenklinik und des Brustzentrums Köln-Holweide, meiner Frauenärztin, Dr. Ursula Reindl-Becker, und der Diplom-Psychologin, Dr. Sibylle Multhaupt, Frauenklinik Köln-Holweide, danken, dass sie sich Zeit für mich nehmen, mir zuhören, mich trösten, mich in meinem Tun immer wieder motivieren und mich »mündige Patientin« sein lassen.

»Es gibt in der Welt einen einzigen Weg, auf welchem niemand gehen kann, außer dir. Wohin er führt? Frage nicht, gehe ihn.« (Friedrich Nietzsche)

Mein ganz besonderer Dank gilt Prof. Dr. Josef Beuth und Dr. Benjamin Rösing, die mir stets auf ganz außerordentliche Weise Halt und Unterstützung geben.

Was ich Ihnen mit auf den Weg geben möchte

Auch wenn bei Ihnen die Diagnose gerade erst gestellt wurde und Sie glauben, dass die Welt grau und ohne Zukunft ist, verlieren Sie nie den Glauben daran, wieder gesund zu werden. Hoffnung macht stark und gibt Ihnen die nötige Kraft.

- Bleiben Sie immer wachsam und achten auf die Signale Ihres Körpers.
- Nehmen Sie nicht alles wort- und kommentarlos hin.
- Folgen Sie nicht blind der ärztlichen Empfehlung ohne Widerspruch und eigene kritische Meinung. Blindes Vertrauen ist nicht angesagt, denn bei Diagnose, Operation und Therapie, überall können Fehler gemacht werden.

Machen Sie sich sachkundig, um zu prüfen, ob es auch stimmt, was Ihr Arzt Ihnen sagt. Ich hoffe, dieses Buch hilft Ihnen dabei. Holen Sie im Zweifel lieber eine zweite Meinung ein!

Service

Bücher zum Weiterlesen

Beuth, Josef: Krebs ganzheitlich behandeln. TRIAS Verlag, Stuttgart 2007. ISBN 3-8304-3374-3.

Beuth, Josef: Gesund bleiben nach Krebs, TRIAS Verlag, Stuttgart 2006. ISBN 3-8304-3295-1.

Goldmann-Posch, Ursula, Rita Rosa Martin: Über-Lebensbuch Brustkrebs. Schattauer Verlag, Stuttgart 2004. ISBN 3-7945-2334-2.

Herbert, Sibylle: Überleben Glücksache. Scherz Verlag, Frankfurt am Main 2005. ISBN 3-5021-4002-2.

Lucas, Geralyn: Und trotzdem mal ich mir ein Lächeln ins Gesicht: Mein Leben mit Brustkrebs. Lübbe Verlag, Bergisch Gladbach 2005. ISBN 3-4310-3640-6.

Rexrodt von Firks, Annette: Und tanze durch die Tränen. Ullstein Verlag, München 2002. ISBN 3-5483-6374-1.

Hilfreiche Adressen und Internetseiten

Deutsche Krebshilfe e. V.
Buschstr. 32
53113 Bonn
Tel.: 02 28/7 29 90-0
Fax: 02 28/7 29 90-11
E-Mail: deutsche@krebshilfe.de
www.krebshilfe.de

Krebsinformationsdienst (KID)
Deutsches Krebsforschungszentrum
Im Neunheimer Feld 280
69120 Heidelberg
Tel.: 0 62 21/41 01 21
Fax: 0 62 21/40 18 06
E-Mail: krebsinformation@dkfz.de
www.krebsinformationsdienst.de

Service

Institut zur wissenschaftlichen Evaluation naturheilkundlicher Verfahren
an der Universität zu Köln
Joseph-Stelzmann-Straße 9
50931 Köln
Tel.: 02 21/4 78-64 14
Fax: 02 21/4 78-70 17
www.uni-koeln.de

Deutsche Krebsgesellschaft e. V.
Geschäftsstelle
Steinlestraße 6
60596 Frankfurt am Main
Tel.: 0 69 / 63 00 96-0
Fax: 0 69 / 63 00 96-66
Email: service@krebsgesellschaft.de
www.deutsche-krebsgesellschaft.de

Frauenselbsthilfe nach Krebs
Bundesverband e. V.
Bundesgeschäftsstelle
«Haus der Krebs-Selbsthilfe«
Thomas-Mann-Str. 40
53111 Bonn
Tel.: 02 28/3 38 89-4 00
Fax: 02 28/3 38 89-4 01
E-Mail: kontakt@frauenselbsthilfe.de
www.frauenselbsthilfe.de

Deutsche Gesellschaft für Senologie
Postfach 30 42 49
10757 Berlin
Tel.: 030/850 74 74-0
Fax: 030/85 07 98 27
E-Mail: mail@senologie.org
www.senologie.org

UKB Universitätsklinikum Bonn A. ö. R
Sigmund-Freud-Str. 25
53127 Bonn
www.ukb.uni-bonn.de
Telefonzentrale: 0228/28 70
Frauenheilkunde und Gyn.-Onkologie
Tel.: 0228/28 71 54 44
Gyn. Endokrinologie und Reproduktionsmedizin Tel.: 0228/28 71 57 79

Unter www.krebs-kompass.de können Sie sich die Broschüre »Ganz Frau sein! … trotz Krebs« herunterladen.

Weitere Informationen zu Brustkrebs oder Krebs allgemein finden Sie auf folgenden Seiten:

www.brustkrebs.de
www.krebs-webweiser.de
www.tumorzentrum-muenchen.de

Stichwortverzeichnis

Stichwortverzeichnis

Stichwortverzeichnis

Liebe Leserin, lieber Leser,
hat Ihnen dieses Buch weitergeholfen? Für Anregungen, Kritik, aber auch für Lob sind wir offen. So können wir in Zukunft noch besser auf Ihre Wünsche eingehen. Schreiben Sie uns, denn Ihre Meinung zählt!

Ihr Trias Verlag

E-Mail Leserservice:
heike.schmid@medizinverlage.de

Adresse:
Lektorat Trias Verlag, Postfach 30 05 04,
70445 Stuttgart, Fax: 0711-8931-748

Bibliografische Information
der Deutschen Nationalbibliothek
Die Deutsche Nationalbibliothek verzeichnet diese Publikation in der Deutschen Nationalbibliografie; detaillierte bibliografische Daten sind im Internet über http://dnb.d-nb.de abrufbar.

Programmplanung: Sibylle Duelli
Redaktion: Anne Bleick

Umschlaggestaltung und Layout:
Cyclus · Visuelle Kommunikation, Stuttgart

Bildnachweis:
S. 12/13, 22/23, 48/49, 102/103, 122/123: photodisc/ f1 online

Printed in Germany

Satz: Fotosatz Buck, 84036 Kumhausen
gesetzt in: InDesign CS3
Druck: AZ Druck und Datentechnik GmbH,
87437 Kempten (Allgäu)

Gedruckt auf chlorfrei gebleichtem Papier

ISBN 978-3-8304-3397-2 1 2 3 4 5 6

Wichtiger Hinweis:
Wie jede Wissenschaft ist die Medizin ständigen Entwicklungen unterworfen. Forschung und klinische Erfahrung erweitern unsere Erkenntnisse, insbesondere was Behandlung und medikamentöse Therapie anbelangt. Soweit in diesem Werk eine Dosierung oder eine Applikation erwähnt wird, darf der Leser zwar darauf vertrauen, dass Autoren und Verlag große Sorgfalt darauf verwandt haben, dass diese Angabe **dem Wissensstand bei Fertigstellung des Werkes** entspricht.
Für Angaben über Dosierungsanweisungen und Applikationsformen kann vom Verlag jedoch keine Gewähr übernommen werden. **Jeder Benutzer ist angehalten,** durch sorgfältige Prüfung der Beipackzettel der verwendeten Präparate und gegebenenfalls nach Konsultation eines Spezialisten festzustellen, ob die dort gegebene Empfehlung für Dosierungen oder die Beachtung von Kontraindikationen gegenüber der Angabe in diesem Buch abweicht. Eine solche Prüfung ist besonders wichtig bei selten verwendeten Präparaten oder solchen, die neu auf den Markt gebracht worden sind. **Jede Dosierung oder Applikation erfolgt auf eigene Gefahr des Benutzers.** Autoren und Verlag appellieren an jeden Benutzer, ihnen etwa auffallende Ungenauigkeiten mitzuteilen.

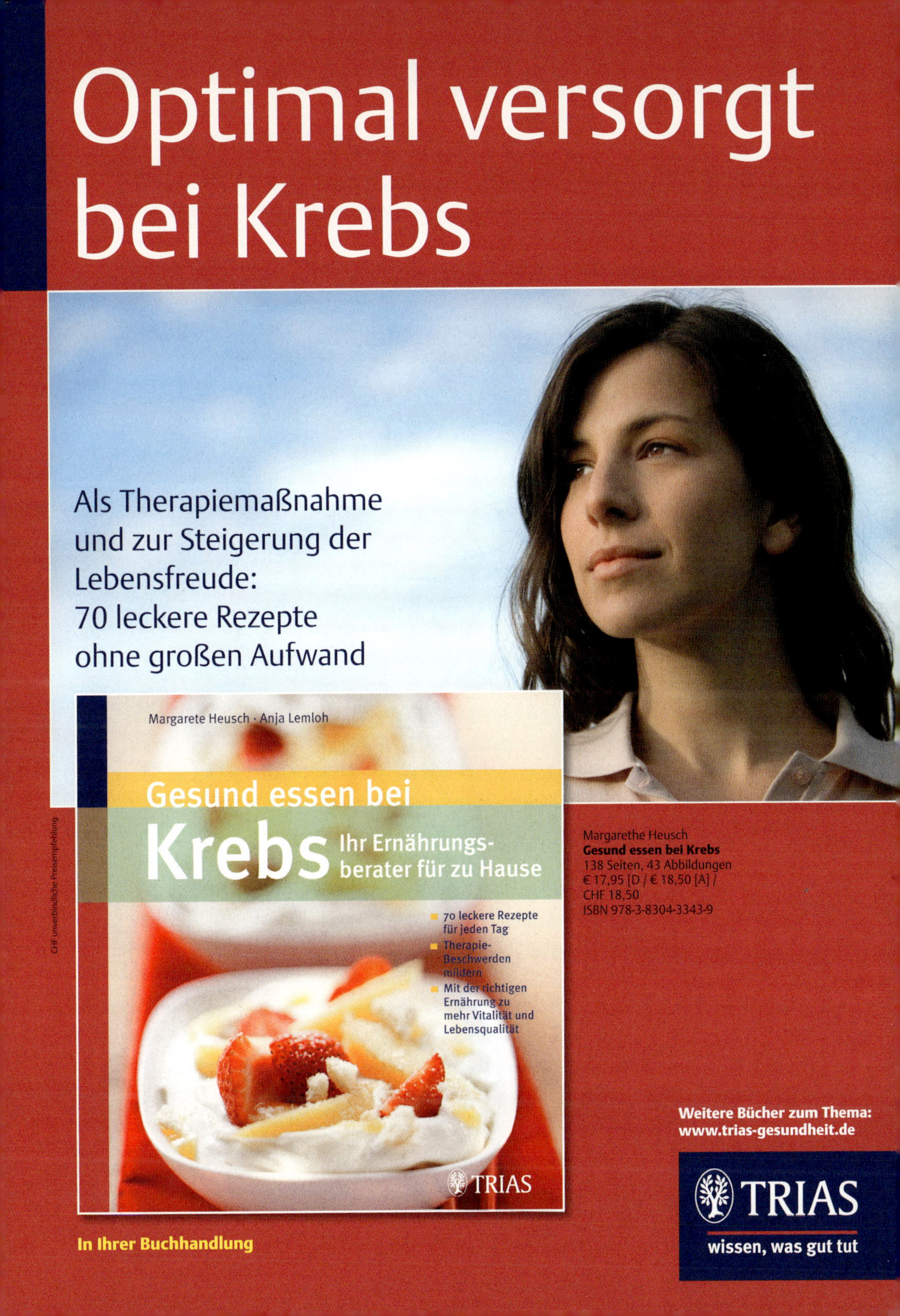
Optimal versorgt bei Krebs
Als Therapiemaßnahme und zur Steigerung der Lebensfreude: 70 leckere Rezepte ohne großen Aufwand
Margarete Heusch · Anja Lemloh
Gesund essen bei
Krebs
Ihr Ernährungsberater für zu Hause
70 leckere Rezepte für jeden Tag
Therapie-Beschwerden mildern
Mit der richtigen Ernährung zu mehr Vitalität und Lebensqualität
TRIAS
CHF unverbindliche Preisempfehlung
Margarethe Heusch
Gesund essen bei Krebs
138 Seiten, 43 Abbildungen
€ 17,95 [D] / € 18,50 [A] / CHF 18,50
ISBN 978-3-8304-3343-9
In Ihrer Buchhandlung
Weitere Bücher zum Thema: www.trias-gesundheit.de
TRIAS
wissen, was gut tut